资助项目

北京市医院管理中心"登峰"人才培养计划（DFL20190203）

北京市医院管理中心临床医学发展专项"扬帆计划"眼耳鼻喉影像重点医学专业（ZYLX201704）

下咽癌
PET/CT和PET/MRI

病例荟萃

主编 ◎ 鲜军舫　陈晓红　卢　洁

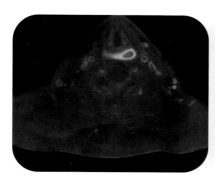 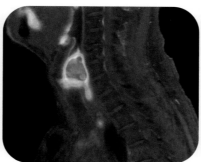 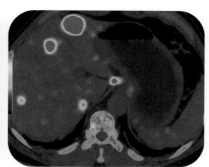

科学技术文献出版社

SCIENTIFIC AND TECHNICAL DOCUMENTATION PRESS

·北京·

图书在版编目（CIP）数据

下咽癌PET/CT和PET/MRI病例荟萃／鲜军舫，陈晓红，卢洁主编. —北京：科学技术文献出版社，2022.7
ISBN 978-7-5189-9039-9

Ⅰ.①下… Ⅱ.①鲜… ②陈… ③卢… Ⅲ.①咽疾病—鼻咽肿瘤—计算机X线扫描体层摄影—影像诊断—病案②咽疾病—鼻咽肿瘤—核磁共振成像—诊断—病案 Ⅳ.① R739.630.4

中国版本图书馆 CIP 数据核字（2022）第 051631 号

下咽癌PET/CT和PET/MRI病例荟萃

策划编辑：张 蓉	责任编辑：张 蓉 段思帆	责任校对：张吲哚	责任出版：张志平

出 版 者	科学技术文献出版社
地 址	北京市复兴路15号　邮编 100038
编 务 部	（010）58882938，58882087（传真）
发 行 部	（010）58882868，58882870（传真）
邮 购 部	（010）58882873
官 方 网 址	www.stdp.com.cn
发 行 者	科学技术文献出版社发行　全国各地新华书店经销
印 刷 者	北京地大彩印有限公司
版 次	2022 年 7 月第 1 版　2022 年 7 月第 1 次印刷
开 本	889×1194　1/16
字 数	184千
印 张	6.75
书 号	ISBN 978-7-5189-9039-9
定 价	68.00元

主编介绍

学术任职

现任中华医学会放射学分会第 15、16 届委员会常务委员和第 14 届委员会委员、中华医学会放射学分会质控与管理规范组组长、中华医学会放射学分会第 15 届委员会头颈学组组长、中国医疗保健国际交流促进会影像医学分会主任委员、白求恩公益基金会影像诊断专业委员会副主任委员。

所获奖项及荣誉

国务院政府特殊津贴专家，人力资源和社会保障部"有突出贡献的中青年专家""国家卫生计生突出贡献中青年专家"，入选国家"百千万人才工程"和北京市高层次创新创业人才支持计划领军人才等，北京市医院管理局临床医学发展专项"扬帆计划"眼耳鼻喉影像重点医学专业负责人。获国家科学技术进步奖二等奖 2 项，省部级科技成果奖一等和二等奖各 2 项。牵头制定专家共识和指南 8 部。

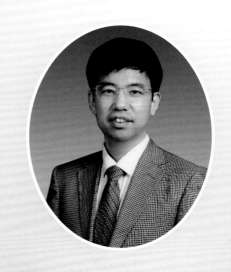

鲜军舫

教授，主任医师，博士研究生导师，首都医科大学附属北京同仁医院医学影像中心主任、放射科主任。

主编介绍

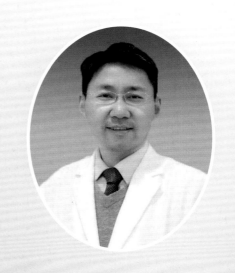

学术任职

亚洲无喉者协会理事、北京市抗癌协会理事、中国抗癌协会肿瘤整形外科与功能性外科分会副主任委员兼秘书长、中国医药教育协会疑难肿瘤专业委员会副主任委员、中国医疗保健国际交流促进会甲状腺分会常务委员、中国抗癌协会甲状腺癌专业委员会甲状腺髓样癌组长。

所获奖项及荣誉

北京市"十百千"百级人才奖项获得者、北京市卫生系统高层次卫生技术人才优秀骨干、入选"登峰"人才计划等。主持国家级部级课题 6 项；主持头颈肿瘤岛状皮瓣的精准和功能修复开创性工作。系统性开展颈口内镜下咽旁颅底病变系列手术，达到功能保全和局部美容效果；开展了黏膜黑色素瘤、甲状腺髓样癌、颈动脉体瘤和腺样囊性癌等头颈疑难疾病的临床研究，在这些领域做出了原创性贡献。

陈晓红

教授，主任医师，博士研究生导师，首都医科大学附属北京同仁医院、首都医科大学附属北京同仁医院亦庄院区耳鼻咽喉头颈外科主任，甲状腺头颈外科主任和头颈外科支部书记。

主编介绍

学术任职

现任中华医学会放射学分会委员、北京医学会放射学分会副主任委员、北京医师协会放射专科医师分会副会长等。

专业特长

具有放射与核医学专业大影像背景，长期围绕多模态影像开展研究工作，2015 年在国内率先开展一体化 TOF PET/MRI 临床研究和应用。

学术成果

出版 PET/MRI 专著 6 部；在 *Neuron*、*Brain*、*PLOS Biology*、*Nature Communications*、*EJNMMI* 等国际权威期刊发表学术论文 100 余篇。

所获奖项及荣誉

国家自然科学基金优秀青年基金项目获得者、国家"万人计划"科技创新领军人才、北京市留学人员创新创业特别贡献奖。主持国家自然科学基金重点课题、科技部重点研发计划、北京自然科学基金重点课题等 20 余项。

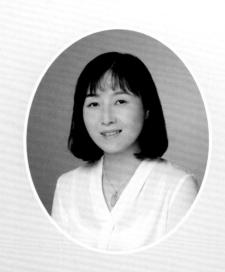

卢 洁

教授，主任医师，博士研究生导师，首都医科大学宣武医院副院长、国家教育部神经变性病重点实验室副主任、磁共振成像脑信息学北京市重点实验室主任。

编委会

主　编

鲜军舫　陈晓红　卢　洁

副主编

孟昭廷（上海全景医学影像诊断中心 PET/MR 室）

朴颖实（首都医科大学附属北京同仁医院病理科）

编　委（以姓氏笔画为序）

卢　洁（首都医科大学宣武医院放射与核医学科）

朴颖实（首都医科大学附属北京同仁医院病理科）

宋天彬（首都医科大学宣武医院放射与核医学科）

张玲玉（首都医科大学附属北京同仁医院医学影像中心）

杨宏伟（首都医科大学宣武医院放射与核医学科）

孟昭廷（上海全景医学影像诊断中心 PET/MR 室）

陈晓红（首都医科大学附属北京同仁医院耳鼻咽喉头颈外科）

洪　飞（合肥市第三人民医院耳鼻咽喉头颈外科）

崔碧霄（首都医科大学宣武医院放射与核医学科）

郭　冉（首都医科大学附属北京潞河医院医学影像中心）

黄彩云（广西医科大学附属肿瘤医院医学影像中心）

谭文斌（北京理工大学生命学院生物医学工程系）

鲜军舫（首都医科大学附属北京同仁医院医学影像中心）

写作说明

如无特殊说明，本书中 T_1WI、T_2WI、DWI 等序列的信号高低，均是将颈后肌肉作为参照，本书中不再专门注明。

前言

下咽癌是原发于下咽部恶性肿瘤的统称，绝大多数（95%）为鳞状细胞癌，发病率低，预后较差。尽管近几年来下咽癌治疗采用多学科团队诊疗模式，但晚期患者的5年生存率仍然很低，因此，早期发现、准确分期及选择有效的治疗方案是下咽癌诊治的重点和难点。影像学是早期发现下咽癌并对其进行准确分期的重要方法，为下咽癌治疗决策提供了可靠的客观依据。计算机体层摄影术（CT）和磁共振成像（MRI）是显示下咽癌范围和分期的主要影像学方法，解剖定位比较准确，MRI对软组织对比的分辨率优于CT，能更精准地进行解剖定位；正电子发射体层摄影术（PET）可准确地显示肿瘤组织的代谢情况，对下咽癌及淋巴结转移与全身转移的显示更加敏感，一体化PET/CT和PET/MRI将PET与CT和（或）MRI的优势紧密结合，提供精准的定位与代谢信息，提高诊断和分期的准确性。《下咽癌PET/CT和PET/MRI病例荟萃》一书针对临床重点关注的下咽癌诊治问题，详细地总结和分析了下咽癌PET/CT与PET/MRI的表现及在临床诊治中的价值。本书具有以下特点：

1. 以临床需求为导向来阐述。20例下咽癌病例涵盖不同类型和分期的下咽癌的主要症状、体征、喉镜表现及PET/CT与PET/MRI表现，并针对临床关注点进行解读和分析，更好地理解、掌握下咽癌的诊断、分期及各种诊断方法的优缺点。

2. 多模态影像学运用与比较。创新性地将一体化PET/MRI用于下咽癌诊断与分期，并与每个病例的PET/CT表现进行对比分析，详细阐述了CT、MRI以及PET/CT与PET/MRI在下咽癌诊治和评估中的优缺点与价值。

3. 资料全面。每个病例包括主要症状、体征、喉镜表现与图像、PET/CT、PET/MRI表现与图像、HE染色图像及免疫组化结果与图像，资料翔实可靠、图像精美。

本书采用要点式书写方式，内容简明扼要、重点突出、可读性强，适用于放射科、核医学科医师和技师及耳鼻咽喉头颈外科、肿瘤科和相关学科的医师与相关人员。

本书得到北京市医院管理中心"登峰"人才培养计划（DFL20190203）和北京市医院管理中心临床医学发展专项"扬帆计划"眼耳鼻喉影像重点医学专业（ZYLX201704）的资助。科学技术文献出版社的编辑对本书付出了很多心血，在此一并表示感谢！

由于时间及作者水平有限，书中内容难免有一些不足和疏漏，还请各位老师、同道和读者批评指正！

徐东彬

目录 CONTENTS

目录 *CONTENTS*

第 **1** 章

下咽癌临床诊治简介

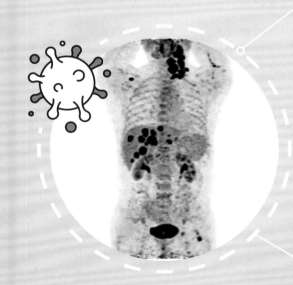

一、下咽癌概述

下咽癌又名喉咽癌，是指原发于下咽部恶性肿瘤的统称，绝大多数（＞95%）为鳞状细胞癌，肉瘤及恶性淋巴瘤少见。下咽解剖位置位于喉的后面及两侧，起于舌骨延长线以下，下端在环状软骨下缘平面连接食管，相当于第 3 ~ 6 颈椎的前方。下咽部在临床上分为梨状窝区、下咽后壁区及环后区；下咽癌多数发生于梨状窝区，下咽后壁区次之，环后区最少。下咽癌的年发病率为 0.17/10 万 ~ 0.8/10 万，占全身恶性肿瘤的 0.15% ~ 0.5%，占头颈部恶性肿瘤的 1.4% ~ 5.0%。下咽癌早期症状不明显，发现时多数为中晚期，易侵犯颈部其他重要结构，易发生局部淋巴结转移，80% 患者就诊时已属 Ⅲ、Ⅳ 期，总体 5 年生存率为 30% 左右。

（一）病因

目前仍不清楚，考虑与以下因素有关：①吸烟与饮酒：烟草燃烧时所产生的烟草焦油中的苯并芘有致癌作用，吸烟可致染色体畸变，下咽癌患者大多数有长期吸烟的病史，不少患者还同时酗酒，酒不仅能刺激黏膜，诱发上皮营养不良，而且能促进烟的致癌作用；②营养不良：缺铁性贫血常导致咽部黏膜变化，如黏膜变薄，黏膜生发层表皮钉突消失，细胞内糖原减少或缺乏，咽、食管黏膜广泛萎缩，咽下困难，出现 Plummer-Vinson 综合征（本征一般发生于低血红蛋白性贫血的中年妇女，主要特征为口角裂开或裂缝，舌痛伴丝状乳头萎缩，继而蕈状乳头萎缩，并因食管狭窄或食管蹼而致咽下困难）；③病毒感染：在一定的条件下，EB 病毒、人乳头状瘤病毒都可以引起咽部黏膜的癌变；④其他因素：某些维生素或微量元素的缺乏、某些工业性或职业性损害、环境污染等，都可能成为促癌因素。

（二）临床表现

①咽喉部异物感：咽喉部异物感是下咽癌患者最常见的首发症状，患者常在进食后有食物残留感，此症状可单独存在达数月之久，因而常易被患者或医生所忽视而误诊误治；②吞咽疼痛：初起疼痛较轻，以后逐渐加重，梨状窝癌或下咽侧壁癌多为单侧咽痛，且多能指出疼痛部位，癌肿侵犯软骨或软组织，肿瘤合并感染时，则疼痛加剧，且可向耳部放射；③吞咽不畅或进行性吞咽困难：肿瘤增大到一定体积，阻塞喉咽腔或侵犯食管入口时常出现吞咽不畅感或进行性吞咽困难，合并颈段食管癌时更明显；④声嘶：肿瘤侵犯喉部，累及声带，或侵犯声门旁间隙，或侵犯喉返神经时均可出现声嘶，且常伴有不同程度的呼吸困难；⑤咳嗽或呛咳：因声带麻痹、喉咽组织水肿或肿瘤阻塞咽腔，在吞咽时唾液或食物可误吸入气管而引起呛咳，严重时可发生吸入性肺炎，肿瘤组织坏死或溃疡时常出现痰中带血；⑥颈部肿块：约 1/3 的患者以颈部肿块作为首发症状而就诊，肿块通常位于颈中或颈下部，多为单侧，少数为双侧，肿块质硬、无痛，且逐渐增大；⑦全身表现：晚期下咽癌时，患者常有贫血、消瘦、器官衰竭等恶病质的表现，肿瘤侵犯颈部大血管时可发生致命性的出血。

（三）诊断

下咽癌早期缺乏特异性症状，因而易被误诊为慢性咽炎或咽神经官能症。诊断方法包括颈部检查、间接喉镜检查、内镜检查（包括频闪喉镜和窄带成像内镜）、X 线检查、CT 检查和 MRI 检查等，喉镜检查和内镜检查是发现和诊断下咽癌的主要方法，CT 或 MRI 主要用于评估病变的范围、侵犯周围结构的情况与分期，最终确诊依靠病理诊断。由于内镜（包括频闪喉镜和窄带成像内镜）观察的是病变的表面，其测量的病变大小一般都大于 CT、MRI、PET/CT 或 PET/MRI 对病变测量的大小。PET/CT 和 PET/MRI 结合了 PET 显示代谢微变化和 CT 清晰显示解剖结构、MRI 清晰显示软组织的优点，在下咽癌的诊断、分期、制定治疗方案及预后方面具有明显优势，亦为本书重点论述内容。

下咽的解剖有 3 个分区：①梨状窝区：自咽会厌襞至食管上端，外界为甲状软骨板，内界为杓会厌襞外侧面、杓状软骨及环状软骨；②下咽后壁区：自舌骨水平（会厌谷底）至环杓关节，自一侧梨状窝尖至对侧；③环后区：从杓状软骨水平以下至环状软骨下缘，形成下咽前壁。

下咽癌分期《AJCC 癌症分期指南（第 8 版）》如表 1-1 所示。

表 1-1 下咽癌分期

肿瘤分期			
T 分期			
Tx	原发肿瘤无法评估		
Tis	原位癌		
T1	肿瘤局限于下咽部 1 个分区，最大径 ≤ 2 cm		
T2	肿瘤超过 1 个分区或 1 个邻近部位，2 cm < 最大径 ≤ 4 cm，无喉固定		
T3	肿瘤最大径 > 4 cm 或有半喉固定		
T4a	中度晚期，肿瘤侵犯甲状软骨 / 环状软骨、舌骨、甲状腺或中央区软组织		
T4b	极晚期，肿瘤侵犯椎前筋膜，包绕颈动脉或累及纵隔		
N 分期			
Nx	区域淋巴结无法评估		
N0	无区域淋巴结转移		
N1	同侧单个淋巴结转移，最大径 ≤ 3 cm		
N2a	同侧单个淋巴结转移 3 cm < 最大径 ≤ 6 cm		
N2b	同侧多个淋巴结转移，最大径 ≤ 6 cm		
N2c	双侧淋巴结转移，最大径 ≤ 6 cm		
N3	淋巴结转移，最大径 > 6 cm		
M 分期			
M0	无远处转移		
M1	有远处转移		
临床分期			
0 期	Tis	N0	M0
Ⅰ 期	T1	N0	M0
Ⅱ 期	T2	N0	M0
Ⅲ 期	T3	N0	M0
	T1 ~ T3	N1	M0
Ⅳ A 期	T4a	N0	M0
	T4a	N1	M0
	T1 ~ T4a	N2	M0
Ⅳ B 期	T4b	任何 N	M0
	任何 T	N3	M0
Ⅳ C 期	任何 T	任何 N	M1

（四）治疗

下咽癌的治疗原则为多学科团队诊疗模式（multiple disciplinary team，MDT）下的个体化综合治疗方案，最大限度地提高患者生存率和功能保留率。多学科团队包括咽喉头颈外科、修复重建外科、影像科、病理科、肿瘤内科、放疗科、营养科、护理学科及心理科等，决定治疗方案需要考虑患者的肿瘤部位和范围、

TNM 分期，以及患者的职业、教育背景、对生存率与功能保留的诉求、全身状况和心理状况等多方面因素。早期下咽癌治疗方案有：①经口微创外科切除术：根据淋巴结转移情况决定是否做颈部淋巴结清扫术（后面简称为颈清扫）；②保留喉功能手术＋颈清扫；③放疗或放疗＋靶向治疗。中晚期下咽癌治疗方案有：①手术＋术后放疗或同步放化疗；②同步放化疗，手术备用；③诱导化疗：如果达到部分缓解或完全缓解，则后续选择放疗，如果未达到部分缓解，则后续选择手术＋术后放疗。免疫抑制治疗目前正处于治疗下咽癌的研究阶段，今后可能成为中晚期下咽癌的替代选择方案。

二、下咽癌临床关注点

（一）下咽癌的局部复发

下咽部的解剖位置位于喉的后面及两侧，起于舌骨延线以下，止于环状软骨下缘平面，向下连接食管。下咽癌手术的难点：①在 1 个高度皱襞化的腔隙性器官中，如何准确地判断肿瘤在黏膜表面原位生长的边界及深部边界，如何确认肿瘤的卫星灶；②因为毗邻关系，下咽癌容易侵犯周围的环状软骨、喉软骨、甲状软骨、舌根以及食管，因此，术前必须详细评估下咽癌的多发病灶，影像学是术前的重要评估方法。根据侵犯喉外组织的途径将下咽癌分为 4 型：1 型：向前途径，肿瘤向前穿透甲状软骨侵犯喉外组织；2 型：向后途径，肿瘤穿透甲杓肌、杓状软骨侵犯喉外组织；3 型：向下途径，肿瘤侵犯声门下，绕过甲状软骨下缘穿透环甲膜侵犯喉外组织；4 型：向上途径，肿瘤通过舌底、甲状舌骨膜或甲状软骨上切迹突破喉腔侵犯喉外组织。在所有侵犯喉外组织病例中，经 1 型途径最多，达 44%，下咽癌最常侵犯甲状软骨内缘，依次为后缘、上缘、外缘和下缘。增强 MRI 联合 DWI 不仅能准确判断甲状软骨是否受肿瘤累及，同时可以对甲状软骨受累范围进行评估，MRI 判断肿瘤侵犯甲状软骨的敏感度较高，而特异性相对较低，初步结果显示 PET 联合 CT 和（或）MRI 有提高特异度和准确率的潜能。

另外，下咽癌具有黏膜下易播散和淋巴结易转移的特点，因而局部复发也很常见，而淋巴结复发最常见的部位是气管食管沟，因此气管食管沟淋巴结术前影像诊断显得特别重要。CT 诊断下咽癌颈淋巴结转移的敏感度、特异度和准确率分别为 90.4%、75.7% 和 85.5%，MRI 分别为 93.2%、83.3% 和 90.0%，CT 联合 MRI 分别为 97.3%、91.7% 和 95.5%，显著高于 CT 或 MRI（$P < 0.05$），初步结果显示 PET 联合 CT 和（或）MRI 有进一步提高特异度和准确率的潜能。在 101 例手术加术后放疗治疗的下咽癌患者中，颈部淋巴结复发 32 例（31.7%），术前 CT 联合 MRI 分析气管食管沟转移的阳性淋巴结数及阳性淋巴结被膜情况是影响颈部淋巴结复发的主要因素。因此，术前气管食管沟淋巴结影像学的准确评估，对改善患者的预后有重要意义。

因为下咽癌淋巴结转移主要位于 Ⅱ、Ⅲ 和 Ⅳ 区，而 Ⅰ、Ⅴ 和 Ⅵ 区转移率相对较低，所以下咽癌手术常规做 Ⅱ、Ⅲ、Ⅳ 区颈清扫，但是对于接近中线或累及对侧的下咽癌应同时进行双侧颈部的择区颈清扫。在下咽后壁癌和环后区后壁癌中应注意对咽后淋巴结的清扫，当下咽癌向下发展至食管入口附近时，应注意对气管食管沟淋巴结（Ⅵ 区）及上纵隔淋巴结（Ⅶ 区）的探查与清扫。术后常规予以放疗或同步放化疗。因此，术前咽后淋巴结影像学的准确评估，对改善患者的预后亦有重要意义。

（二）下咽癌的喉功能保全

下咽癌手术方式分为经口 CO_2 激光手术及开放式手术。经口 CO_2 激光手术具有较严格的手术适应证，主要用于治疗梨状窝与下咽后壁癌 T1 ～ T2 病变及局限的高位环后癌，也可用于诱导化疗后部分缓解肿瘤的局部激光切除。开放式手术方式有：①单纯咽部分切除术（包括梨状窝切除术、下咽后壁切除术及环后区切除术）；②咽部分喉部分切除术（包括垂直部分喉切除术及 3/4 喉切除术）；③声门旁间隙入路梨状窝癌切除术；④喉全切除咽部分切除术；⑤咽喉全切除术伴或不伴食管全切除术。喉是发声器官，又是呼吸道的门户，主要功能包括呼吸、发声、吞咽和保护。下咽癌的喉功能保护手术是指在保证手术安全切缘及无瘤原则的前提下，尽可能保留正常的全喉或部分喉，以保留全部或部分喉功能。

依照喉功能是否保全，下咽癌手术分为喉功能保全手术及喉功能不保全手术。前者主要包括经口 CO_2 激光手术，单纯咽部分切除术，咽部分喉部分切除术，喉全切术伴或不伴食管全切除术。而保守治疗中的放化疗、靶向治疗及免疫治疗亦属于喉功能保全的范畴。研究表明，对于局部晚期下咽癌患者，诱导化疗加放疗组的 5 年生存率与诱导化疗加手术组相似，而前者喉功能保全率较高。

保留喉功能的下咽缺损修复，包括下咽后壁缺损修复及梨状窝缺损修复。

下咽后壁缺损修复：①下咽后壁旷置或植皮：局限于下咽，后壁缺损的 T1 和 T2 病变，创缘黏膜不能直接拉拢缝合时，由于下咽后壁癌很少侵犯椎前筋膜，可将创缘黏膜缝合固定于椎前筋膜上，待其自行上皮化，也可将游离皮片或人工皮覆盖咽后壁创面，直接缝合固定椎前筋膜，随着修复手段的提高，这种方法应用越来越少；②组织瓣修复：缺损如果累及双侧梨状窝和外侧壁，或者患者曾经放疗过，则建议采用比较薄且易于塑形的锁骨上岛状皮瓣或游离皮瓣修复（如游离前臂皮瓣或股前外侧皮瓣）。

梨状窝缺损修复：早期梨状窝癌（T1 及部分 T2）可以通过梨状窝切除或部分喉切除，带状肌复位缝合，一般不需要组织瓣修复，但对于局部晚期病变，若保留喉功能或术后恢复良好的吞咽功能，则多数需皮瓣修复。①梨状窝伴口咽侧壁缺损：采用邻近的带蒂瓣（如锁骨上皮瓣、前臂皮瓣）修复；②半喉半下咽缺损：应用游离前臂皮瓣修复一侧喉及梨状窝缺损。适应证为梨状窝癌 T3 或部分 T4 病变，可伴有同侧声带固定，或咽后壁/口咽部分受侵，或食管入口受侵，或一侧甲状软骨受侵，或一侧环状软骨/环甲关节受侵。禁忌证为环后受侵超过中线，或对侧喉受侵，或双侧声带麻痹。

影像学的关注点在于精准判断下咽和喉结构的毗邻关系。如果肿瘤侵犯双侧杓状软骨、环状软骨后板及声门下等结构，就需要常规做喉全切除术。

（三）下咽癌的咽功能保全

下咽为呼吸道与消化道的共同通道，通过口腔与外界相通，主要功能包括防御保护、吞咽、呼吸及言语形成。下咽癌的咽功能保护手术是指在保证手术安全切缘及无瘤原则的前提下，尽可能保留或重建全部或部分下咽，以保留咽功能。

喉全切除及下咽缺损修复包括下咽全周缺损修复及下咽部分缺损修复。

下咽全周缺损修复：①胸大肌肌皮瓣：过去采用咽后壁植皮（如裂层皮片或人工皮片）或旷置，将胸大肌肌皮瓣卷成半管状，修复咽侧壁和前壁，此修复方法使咽瘘和术后吻合口狭窄的发生率较高，在临床上应用越来越少；②胃上提咽胃吻合术：不开胸施行食管内翻拔脱切除术，将胃游离后裁剪为"管状胃"，从后纵隔引致颈部，实行咽胃吻合，该手术成功率高，但是对于高于舌骨平面的缺损，需要再嫁接局部皮瓣；③游离空肠移植术：优点是术后消化功能更接近生理状态，而缺点是如果颈段食管下切缘到达胸骨柄以下，则在颈部吻合困难；④游离股前外侧皮瓣移植术：优点是术后放疗可达到根治剂量，同时术后食管发音较腹腔脏器（胃和空肠等）质量好，缺点是吻合口瘘的发生率较高；⑤锁骨上岛状皮瓣：锁骨上岛状皮瓣可以卷成管状，修复全周缺损，在一定程度上可替代游离空肠，修复后的皮瓣较空肠耐受放疗剂量高，由于放疗后复发的患者肩部供区一般不在照射野内，同样可采用该皮瓣进行放疗失败后的挽救手术修复。

下咽部分缺损修复：如果下咽最窄处直径＜ 2 cm，建议将皮瓣加宽至 6 ～ 8 cm 后卷成正常食管管径，以减少或避免狭窄或咽瘘等并发症。修复方法包括胸大肌肌皮瓣、锁骨上岛状皮瓣、颏下皮瓣和游离皮瓣（如游离前臂皮瓣或股前外侧皮瓣）等。

影像学的关注点：①肿瘤是否侵犯甲状软骨和杓状软骨等：确定术中是否可保全喉功能；②肿瘤切除后残留咽腔黏膜的宽度：确定是否需要用皮瓣或者游离空肠重建咽功能；③确定肿瘤的上界和下界：是选择需要切取的组织瓣大小的依据，上界的确定是选择胃代食管是否合适的关键因素，下界的确定是选择游离空肠的关键因素之一。

参考文献

[1] 潘新良，雷大鹏，许凤雷，等.下咽癌的外科治疗［J］.山东大学耳鼻喉眼学报，2007，21（1）：1-7.

[2] 黄选兆，汪吉宝，孔维佳.实用耳鼻咽喉头颈外科学［M］.2版.北京：人民卫生出版社，2008：350-352.

[3] 王天铎.喉科手术学[M].3版.北京：人民卫生出版社，2007：401.

[4] TORRE L A，BRAY F，SIEGAL R L，et al. Global cancer statistics，2012［J］.CA Cancer J Clin，2015，65（2）：87-108.

[5] BRADLEY P J. Epidemiology of Hypopharyngeal Cancer［J］.Adv Otorhinolaryngol，2019，83：1-14.

[6] COOPER J S，PORTER K，MALLIN K，et al.National Cancer Database report on cancer of the head and neck：10-year update［J］.Head Neck，2009，31（6）：748-758.

[7] DE ANGELIS R，SANT M，COLEMAN M P，et al. Cancer survival in Europe 1999-2007 by country and age：results of EUROCARE-5-a population-based study［J］.Lancet Oncol，2014，15（1）：23-24.

[8] KWON D I，MILES B A. Hypopharyngeal carcinoma: Do you know your guidelines？［J］.Head Neck，2019，41（3）：569-576.

[9] 中华耳鼻咽喉头颈外科杂志编辑委员会头颈外科组，中华医学会耳鼻咽喉头颈外科分会头颈外科学组.下咽癌外科手术及综合治疗专家共识［J］.中华耳鼻咽喉头颈外科杂志，2017，52（1）：16-24.

[10] 李海洋，陈晓红.增强 MRI 联合 DWI 系列对恶性肿瘤侵犯甲状软骨的诊断价值研究［J］.中国耳鼻咽喉颅底外科杂志，2017，23（4）：333-341.

[11] 李海洋，陈晓红.增强 CT/MRI 对恶性肿瘤侵犯甲状软骨的诊断价值研究［J］.中华耳鼻咽喉头颈外科杂志，2017，52（5）：372-376.

[12] 项昆，张宇新，张亚杰，等.CT、MRI 对下咽癌颈淋巴结转移的诊断价值［J］.中国老年学杂志，2020，40（11）：2293-2296.

[13] 邱斌，李晓明，尚耀东，等.影响下咽癌患者复发及预后的临床病理学因素［J］.中华耳鼻咽喉头颈外科杂志，2009，44（9）：716-721.

[14] 邓雪英，苏勇，郑列，等.下咽癌颈部及咽后淋巴结转移的 CT/MRI 分析［J］.癌症，2010，29（2）：202-206.

[15] CHAN J Y，WEI W I. Current management strategy of hypopharyngeal carcinoma[J]. Auris Nasus Larynx，2013，40（1）：2-6.

[16] 中华耳鼻咽喉头颈外科杂志编辑委员会头颈外科组，中华医学会耳鼻咽喉头颈外科分会头颈外科学组，中国医师协会耳鼻喉分会头颈外科学组.头颈部鳞状细胞癌颈淋巴结转移处理的专家共识[J].中华耳鼻咽喉头颈外科杂志，2016，51（1）：25-23.

[17] CHANG M F，WANG H M，KANG C J，et al.Treatment results for hypopharyngeal cancer by different treatment strategies and its secondary primary-an experience in Taiwan［J］.Radiat Oncol，2010，5：91.

[18] LEFEBVRE J L，ANDRY G，CHEVALIER D，et al.Laryngeal preservation with induction chemotherapy for hypopharyngeal squamous cell carcinoma：10-year results of EORTC trial 24981［J］.Ann Oncol，2012，23（10）：2708-2714.

[19] HAN M W，RYU I S，LEE S W，et al.Can response to induction chemotherapy be a predictive marker for ultimate outcome in hypopharyngeal cancer？［J］.Otolaryngol Head Neck Surg，2012，146（1）：74-80.

[20] LAMBERTY B G.The supra-clavicular axial patterned flap［J］.Br J Plast Surg，1979，32（3）：207-212.

[21] 鄢丹桂，张彬，李德志，等.下咽后壁鳞状细胞癌患者喉功能保留及修复［J］.中华耳鼻咽喉头颈外科杂志，2014，49（7）：548-552.

[22] URKEN M L，BLACKWELL K，BILLER H F. Reconstruction of the laryngopharynx after hemicricoid/hemithyroid cartilage resection：Preliminary function results［J］.Arch Otolaryngol Head Neck Surg，1997，123（11）：1213-1222.

[23] 张彬，邬振华，余济春，等.T3 和 T4 期梨状窝癌喉功能保留及游离皮瓣修复术［J］.中华耳鼻咽喉头颈外科杂志，2013，48（11）：919-923.

[24] YU P，ROBB G L.Pharyngoesophageal reconstruction with the anterolateral thigh flap: a clinical and function outcomes study［J］.Plast Reconstr Surg，2005，116（7）：1845-1855.

[25] 鄢丹桂，张彬，李德志，等.游离空肠移植重建下咽及颈段食管 112 例临床分析［J］.中华耳鼻咽喉头颈外科杂志，2011，46（5）：373-377.

[26] 陈文和，彭汉伟.下咽及颈段食管缺损修复的供区选择和临床评价[J].临床耳鼻咽喉头颈外科杂志，2013，27(21)：1163-1170.

第2章

PET/CT 和 PET/MRI 技术简介

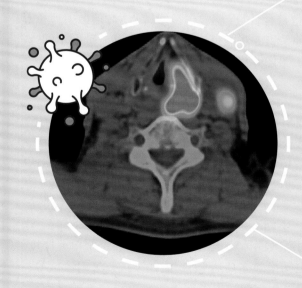

一、PET/CT 工作原理

（一）PET 显像的基本原理

PET 是英文 Positron Emission Tomography 的缩写，即正电子发射体层摄影术。其临床显像过程为：将发射正电子的放射性核素（如 ^{18}F 等）标记到能够参与人体组织血流或代谢过程的化合物上，注射到受检者体内，让受检者在 PET 的有效视野范围内进行显像。放射性核素发射出的正电子在体内移动大约 1 mm 后与组织中的负电子结合发生湮灭辐射：产生两个能量相等（511 keV）、方向相反的 γ 光子。由于 2 个光子在体内的路径不同，到达 2 个探测器的时间就有一定的差别，如果在规定的时间窗内（一般为 0 ~ 15 ns），探头系统探测到 2 个互成 180°（±0.25°）的光子时，即为 1 个符合事件，探测器便分别送出 1 个时间脉冲，脉冲处理器将脉冲变为方波，符合电路对其进行数据分类后，传到工作站进行图像重建，获得人体各部位的影像。

PET 系统的主要部件包括机架、环形探测器、符合电路、检查床和工作站等。探测系统是整个正电子发射显像系统中的主要部分，采用的块状探测结构有利于消除散射，提高计数率。许多块结构组成 1 个环，再由数十个环构成整个探测器。每个块结构由若干个小晶体组成，晶体之后又有光电倍增管（photomultiplier tube，PMT）或其他材质的光电转换器。晶体将高能光子转换为可见光，PMT 将光信号转换成电信号，电信号再被转换成时间脉冲信号，探头层间符合线路对每个探头信号的时间耦合性进行检验判定，排除其他来源射线的干扰，经运算给出正电子的位置，计算机采用散射、偶然符合信号校正及光子飞行时间计算等技术，完成图像重建，重建后的图像将 PET 的整体分辨率提高到 2 mm 左右。

PET 采用符合探测技术进行电子准直校正，大大减少了随机符合事件和本底，电子准直器具有非常高的灵敏度（没有铅屏蔽的影响）和分辨率。此外，晶体的大小与灵敏度呈正相关性。块状结构的 PET 探头能进行二维（2D）或三维（3D）采集。2D 采集是在环与环之间隔置铅板或钨板，以减少散射对图像质量的影响，2D 图像重建时只对邻近几个环（一般 2 ~ 3 个环）内的计数进行符合计算，其分辨率高，计数率低；3D 数据采集则不同，取消了环与环之间的间隔，在所有环内进行符合计算，明显提高了计数率，但散射严重，图像分辨率也较低，且数据重组时要进行大量的数据运算。2 种采集方法的另一个重要区别是灵敏度不同，3D 采集的灵敏度在视野中心最高，但是散射符合也明显增多，图像分辨率高，目前一般用于脑显像。

（二）多层螺旋 CT 的工作原理

计算机体层摄影术（computer tomography，CT）的基本原理是根据人体各种组织（包括正常和异常组织）对 X 射线吸收不等这一特性，把人体某一选定层面分成许多立方体（也称体素），X 射线束穿过选定层面，探测器接收到沿 X 射线束方向排列的各体素吸收 X 射线后衰减值的总和，采用重建算法计算出每一体素的 X 射线衰减值，每个体素对应 1 个像素，并将像素按照矩阵排列，获得该层面不同密度组织的黑白图像。

螺旋 CT 球管和探测器不受电缆长度限制，沿人体长轴连续匀速旋转，扫描床同步匀速递进（而传统 CT 扫描床在扫描时静止不动），扫描轨迹呈螺旋状，可快速、不间断地完成容积扫描。

多层螺旋 CT 的特点是探测器呈多层排列，宽探测器采用高效固体稀土陶瓷材料制成。每个单元厚度只有 0.5 ~ 1.25 mm，最多也只有 5 mm，薄层扫描探测器的光电转换效率高达 99%，能连续接收 X 射线信号，余辉极短，且稳定性好。多层螺旋 CT 能快速完成较大范围的容积扫描，成像速度快，具有很高的纵向分辨率和很好的时间分辨率。与单层螺旋 CT 相比，具有以下优势：

（1）多层螺旋 CT 使用锥形线束扫描，采用阵列探测器和数据采集系统获取成像数据，实现多排探测器并行采集多排图像的功能。采集同样体积的数据，扫描时间明显缩短，每 5 ~ 15 s 左右就能扫描 1 个部位，

1 次屏气就可以完成胸部或腹部扫描，在同样采集时间内采用同样层厚扫描，范围增大数倍；

（2）扫描单位时间的覆盖范围增大；

（3）可进行多断面重组或三维重组、不同角度的旋转、不同颜色的标记，使图像更具立体感、更直观、逼真。仿真内窥镜、三维 CT 血管造影技术可直观显示空腔器官和血管情况。

（三）PET/CT 的图像融合

PET 与 CT 2 种不同成像原理的设备同机组合，不是功能的简单相加，而是利用 CT 提供的 X 射线信息对 PET 图像进行衰减校正，并在此基础上进行图像融合。融合后的 PET/CT 图像既可显示精细的解剖结构，又能获得丰富的代谢功能信息，为发现肿瘤及其他病变及病变的定位、定性诊断提供依据。

PET/CT 的核心是融合，将 2 种模态信息经过一定的变换处理后，空间位置和坐标达到匹配，再把影像数据配准后合成为单一的影像。PET/CT 同机融合（又叫硬件融合、非影像对位）具有相同的定位坐标系统，扫描时不改变患者的位置就可以进行 PET/CT 同机采集，避免了患者位置变化而造成的误差。采集后的 2 种图像不用再进行对位、转换或配准，计算机图像融合软件就能直接将 2 种图像进行融合。

二、PET/MRI 工作原理

PET/MRI，即正电子发射体层摄影术与磁共振成像系统，是由 PET 和磁共振成像（magnetic resonance imaging，MRI）组合成的一体化设备，具有以下优势：

（1）与 CT 不一样，MRI 无电离辐射损伤，PET/MRI 的辐射远低于 PET/CT；

（2）由于 MRI 具有较高的软组织对比分辨率，在病变的早期发现、精准定位、评估和诊断等方面优于 PET/CT；

（3）PET/MRI 一次扫描可同时完成 MRI 和 PET 图像的采集，大大提高了效率。

由于 PET/MRI 设备涉及复杂的电磁兼容、衰减校正及探测器设计等工程技术，本节重点介绍一体化 PET/MRI 成像设备的整体结构探测器构造和衰减校正技术等关键技术。

（一）PET/MRI 整体结构

一体化 PET/MRI 整体结构包括主磁体、梯度系统、射频系统、线圈及与 MRI 线圈整合在一起的 PET 探测器环、电子电路、冷却系统、图像重建系统和扫描检查床等。一体化 PET/MRI 设备中 PET 探测器成像原理与传统 PET/CT 的 PET 相同，但是 PET/MRI 设备与传统 PET/CT 设备前后的系统构架不同，其 PET 探测器嵌入在 MRI 系统的梯度线圈和射频发射线圈之间，在射频线圈和梯度线圈运行的同时，PET 探测器同步接收正电子药物衰变事件，因此，PET 与 MRI 是等空间等时间的同时同步成像。

（二）PET/MRI 探测器构造

PET/MRI 的探测器由晶体、光电倍增管和后续电子线路组成。其中晶体目前主要有 LBS（lutetium based scintillator）和 LSO（lutetium orthosilicate）等快速闪烁晶体；光电倍增管主要有雪崩二极管（avalanche photo diode，APD）和硅光电倍增管（silicon photomultiplier，SiPM）。SiPM 不但具有很好的强磁场兼容性、热稳定性和极高的增益，而且能够实现 PET 的时间飞行技术（time of flight，TOF）的运行。LBS 晶体与 SiPM 可组合在一起形成 1 个探测器块，然后由 5 个模块组成 1 个探测器单元，对探测器单元进行静磁场、射频和 γ 射线屏蔽后，再与体线圈一起构成探测器环，进行双模态同步成像。

（三）PET/MRI 衰减校正技术

如前所述，正电子类放射性药物注入人体后，其发射的正电子在人体组织穿行 1 ~ 2 mm 后会发生湮灭辐射，产生 1 对方向相反（互为 180°）、能量相等（511 keV）的 γ 光子。γ 光子从穿过物体后到进入探测器的过程中，可与物体中的电子碰撞，发生光电效应或康普顿散射，使 γ 光子消失或自身能量降低，从而改变运行方向。当光子能量低于 PET 设备的低能探测阈值时（通常为 400 ～ 450 keV），无法被探测器有效探测。为了准确定量分析放射性药物在体内的分布情况，必须对 γ 射线的衰减进行衰减校正。衰减校正除了提高 PET 图像的对比度以外，更重要的是对 PET 图像进行准确定量分析。

PET/MRI 与 PET/CT 的衰减校正方法不同。PET/CT 衰减校正主要是以 CT 图像为基础，运用双线性转化法建立 CT 值和 511 keV 能量下线性衰减系数值之间的能量转换关系，进而对 PET 图像进行衰减校正。与 CT 不同，MRI 信号反映的是物质的弛豫时间和质子密度分布情况，与组织电子密度或衰减强度无关，所以无法直接得到物体的衰减图，需要通过特殊的方法产生组织或物质对射线的衰减系数，经过后处理获得最终的实际放射性药物分布图像。目前，PET/MRI 衰减校正的方法有以下 3 种：

（1）地图集法是在扫描之前建立 1 个模型，然后得到 MRI-CT 的地图集数据。在对患者进行 PET/MRI 扫描时，通过将 MRI 模板与患者 MRI 图像进行配准，并将配准所用的变换矩阵作用于 CT 模板，得到伪 CT 图像后进行 PET 衰减校正。此方法的优势是可获得 1 个连续的衰减系数图像，不足之处是个体之间解剖结构的差异会影响校正的结果。早期第 1 代 PET/MRI 衰减校正使用了 CT 图像法，即利用 CT 数据与 MRI 图像进行对比，选择相似的图像进行校正，此方法缺乏个性化，且数据库中的图像与患者实际图像存在差异。由于解剖结构的个体差异对校正的影响较大，与第 2 种校正方法——组织分割法相比，地图集法的衰减校正鲁棒性（robustness）较差。虽然可通过建立不同性别、年龄和体型等相应的地图集来加以改善，但是仍然存在某些患者的解剖结构与标准范围相差较大的情况，甚至无法完全与数据库相匹配。

（2）组织分割法是将 MRI 分割为不同的组织结构，再将各种组织结构赋予 511 keV γ 光子下对应的衰减系数。为了将各种组织分割得更加准确，采用一系列不同的序列或后处理方法进行分割。早期用组织分割法进行的 PET 图像衰减校正，是通过对 ^{68}Ge 棒源扫描的图像进行分割，得到不同的组织分类，再赋予其对应的衰减系数。近些年采用模糊 C 均值聚类算法对基于 T_1WI 的图像进行衰减校正，并将颅脑部组织分为空气、颅骨和软组织，然后将所得结果与标准的 ^{68}Ge 棒源透射扫描的衰减校正相比，感兴趣区（region of interest，ROI）相近度达 91%。对骨骼组织的 MRI 衰减校正采用 2 个序列，1 个是超短回波时间（ultrashort echo time，UTE）序列，使用 UTE 的 T_2WI 获得骨骼结构后，再对 PET 图像进行衰减校正；另 1 个是零回波时间（zero echo time，ZTE）衰减校正技术，稳定性较好，空间分辨率较高，可显示骨组织中的骨小梁结构及骨组织的病理或生理变化。对于体部 PET/MRI 成像的衰减校正，通常使用 Dixon 脂肪抑制技术序列扫描得到水脂分离的"同相位"和"反相位"图像，再经过数学运算将体部组织分割为空气、脂肪、肌肉和肺部。

（3）发射数据重建法是 PET 数据中包含有组织的衰减信息，MRI 能提供清晰的组织结构并对 PET 进行更精确的定位，从而准确地获得组织的衰减图。通过模拟实验，采用衰减和活度的最大似然重建（maximum-likelihood reconstruction of attenuation and activity，MLAA），并在一些临床数据的基础上获得患者的衰减图。在此基础上使用修改过的 MLAA 算法来对可活动的硬件组件（如气垫、耳机）进行衰减估计，改进一体化 PET/MRI 成像衰减校正准度。虽然发射数据重建法有其不可替代的优势，且受解剖结构个体差异的影响较小，但目前仍有不少问题，比如在交替重建过程中放射性活度分布的自身特征会影响衰减系数的分布，从而导致结果出现偏差，仍需要改进。

三、全身 PET/CT 扫描方案

1.本书纳入的所有患者在检查前禁食至少 6 小时，然后进行颈部和全身 PET/CT 扫描。PET/CT 扫描在 uMI510 96 环 PET/CT 扫描仪（联影）上进行。检查前行静脉注射 ^{18}F-FDG，靶剂量 3.7 MBq/kg。PET/CT 扫描禁忌证包括空腹血糖浓度 > 10 mmol/L 和妊娠等。

2. 颈部扫描从颅底至主动脉弓（层厚 3 mm），静脉注射 ^{18}F-FDG 后（81.3±33）分钟开始扫描。为了尽量减少人为的影响，颈部扫描时患者手臂放在身体旁，然后将手臂上举，进行全身其他部位检查。全身扫描范围从颅底到大腿根部（层厚 5 mm）。

3. 用 TOF 技术重建 PET 图像，重建参数为：有序子集期望最大化 2 次迭代，24 个子集，高斯滤波器半高宽 3.0 mm，散射校正。CT 扫描参数为 120 kV，180 mA，螺距 0.9375，获得 CT 图像，并生成衰减校正图。

四、颈部 PET/MRI 扫描方案

1. 本书纳入的所有患者在进行全身 PET/CT 扫描后 2 小时内进行颈部 PET/MRI 扫描。PET/MRI 扫描禁忌证包括空腹血糖浓度＞ 10 mmol/L、妊娠、高热、体内功能性电子装置植入（如心脏起搏器、人工耳蜗和胰岛素泵等）、体内金属植入（如动脉瘤金属夹、金属支架、钢板、钢钉和宫内节育器等）、幽闭恐惧症、肾功能受损、严重精神症状或神志不清导致无法配合检查等。

2. PET/MRI 扫描在 GE SIGNA PET/MRI［通用电气（GE）］上进行，所用线圈为 19 通道头颈联合线圈（19 channel HNU coil）。MRI 对比剂采用钆 – 二乙三胺五醋酸（Gadolinium-DTPA，Gd-DTPA）。

3. 行一体化 PET/MRI 颈部扫描时，患者仰卧位，头先进，扫描范围从颅底到胸廓入口，同时采集 PET 和 MRI 图像，总采集时间约 20 分钟。一体化 PET/MRI 扫描包括用于 PET 衰减校正的 MRI 序列、用于诊断的 MRI 序列和 PET 扫描 3 部分。

诊断性 MRI 扫描序列及参数具体如表 2–1。

表 2–1　诊断性 MRI 扫描序列及参数

参数	FSE T$_1$WI	FRFSE T$_2$WI	STIR DWI	DCE
TR（ms）	420	5200	2528	4.4
TE（ms）	14	93.6	71	1.9
层厚（mm）	5	5	5	3.2
层间距（mm）	1	1	1	-1.6
FOV（cm）	22×22	22×22	22×22	22×22
矩阵	384×256	512×256	96×96	256×224
激励次数 NEX	1	2	6	0.75
b 值（s/mm^2）	-	-	0；800	-
期相	-	-	-	16

PET 扫描及参数：PET 扫描范围与 MRI 一致，扫描时间约为 10 分钟，采用 TOF 技术重建 PET 数据。PET 重建参数：有序子集期望最大化 2 次迭代，28 个子集，高斯滤波半高宽 5.0 mm，重建矩阵 192×192，FOV 30 cm×30 cm。基于 Dixon 序列进行衰减校正并对随机巧合和散射等进行适当的校正。

五、PET/CT 和 PET/MRI 图像分析要点

PET/CT 及 PET/MRI 图像解读需要系统阅读 CT 图像或 MRI，结合 PET 显示的异常摄取部位，在融合

图像上评估病变的位置、大小、形态及其与周围组织之间的关系，同时测量和计算病变的定量参数值，定量和半定量参数主要包括下列参数。

（一）代谢参数

1. 半定量代谢参数

标准摄取值（standard uptake value，SUV）是 PET 成像中最常用的半定量代谢参数，是指局部组织或病变摄取的示踪剂的放射性活度与全身平均注射活度的比值。

SUV= 局部组织或病变的放射性浓度（kBq/mL）/［注射剂量（MBq）·体重（kg）］

SUV 受多种因素的影响，包括受检者的血糖水平、选取的 ROI 的大小、注射后显像时间及设备采集模式和重建算法等。在 PET 图像上勾画 ROI，后处理软件可计算出勾画的 ROI 的 SUV 最大值、最小值和平均值，其中 SUV 最大值（SUV_{max}）的应用最广泛。临床常用 ^{18}F-FDG 进行 PET 显像，SUV_{max} 反映组织或病变对葡萄糖的最大摄取程度。一般恶性肿瘤导致能量需求增加，对葡萄糖的利用增加，是肿瘤 ^{18}F-FDG 摄取较高的分子基础。目前大部分研究表明：头颈肿瘤治疗前 SUV 越高，患者预后越差。

2. 定量代谢参数

肿瘤代谢体积（metabolic tumor volume，MTV）和病变糖代谢总量（total lesion glycolysis，TLG）是 ^{18}F-FDG PET 成像中常用的定量代谢参数。MTV 代表肿瘤的代谢体积，TLG 为 MTV 与 SUV 平均值（SUV_{mean}）的乘积，包含了肿瘤的代谢体积及肿瘤的葡萄糖代谢率，因此 TLG 可代表肿瘤的整体负荷。目前，定量参数主要用于临床研究，在临床工作中应用得较少，本书后面的病例中没有涉及这些定量参数。

（二）表观弥散系数

弥散加权成像（diffusion-weighted imaging，DWI）可无创性测量组织内水分子扩散运动，并反映细胞密集程度。在 DWI 中，不同方向的分子扩散运动的速度和范围可用表观弥散系数（apparent diffusion coefficient，ADC）来描述，在 ADC 图上勾画组织或病变的 ROI 后由后处理软件自动获得其数值，单位是 mm^2/s。ADC 值有助于头颈部病变的良恶性鉴别和疗效及预后评估，一般来讲，良性病变的 ADC 值显著高于头颈部恶性病变，ADC 值较低的头颈部鳞癌对放化疗相对敏感，不过，这些结果还有待进一步研究和验证。

（三）动态增强扫描参数

动态增强扫描（dynamic contrast enhancement，DCE）是指注射顺磁性对比剂后连续进行多个期相的扫描，通过后处理软件对原始图像进行后处理后可获得半定量和（或）定量参数。

（1）半定量参数是对 ROI 的时间 – 信号强度曲线进行量化分析后获得的，主要包括达峰时间、最大上升斜率、流出率和增强曲线下面积等。

（2）定量参数是借助药代动力学模型对血管与血管外细胞外间隙之间的对比剂交换进行测量和计算获得的，主要包括转运常数（transport constant，K^{trans}）、血管外细胞外间隙容积分数（extracellular space volume percentage，V_e）和速率常数（rate constant，K_{ep}）等，这些与灌注相关的定量参数反映肿瘤微环境灌注和（或）新生血管通透性等，可有助于头颈部病变的肿瘤鉴别诊断、分级分期、疗效评估及预后预测等。定量参数与采用的计算模型和扫描期相数及每个期相的采集时间有一定关系，有待进一步研究和完善。

参考文献

[1] 田嘉禾，郭启勇 . PET/MR［M］. 北京：人民卫生出版社，2020：3-52.

[2] 傅磊，贺建峰 . 基于支持向量回归的 PET/CT 图像衰减校正方法［J］. 北京生物医学工程，2017：245-250.

[3] 高艳，赵晋华 . PET/MR 衰减校正技术的研究进展［J］. 中国医疗设备，2015，30（7）：75-78.

[4] HUANG S C, CARSON R E, PHELPS M E, et al. A boundary method for attenuation correction in positron computed tomography［J］. J Nucl Med, 1981, 22（7）：627–637.

[5] 赵国光，卢洁 . PET/MRI 方法和临床应用［M］. 北京：人民军医出版社，2015：13-38.

[6] 余建明，李真林 . 医学影像技术学［M］. 4 版 . 北京：科学出版社，2018：496-529.

[7] 黄钢 . 核医学与分子影像临床应用指南［M］. 北京：人民卫生出版社，2016：5-7.

[8] PAK K, CHEON G J, KANG K W, et al. Prognostic value of SUV_{mean} in oropharyngeal and hypopharyngeal cancers: comparison with SUV_{max} and other volumetric parameters of ^{18}F-FDG PET［J］. Clin Nucl Med, 2015, 40（1）：9-13.

[9] DRIESSEN J P, VAN KEMPEN P M W, VAN DER HEIJDEN G J, et al. Diffusion-weighted imaging in head and neck squamous cell carcinomas: a systematic review［J］. Head Neck, 2015, 37（3）：440-448.

[10] LEE F K, KING A D, MA B B, et al. Dynamic contrast enhancement magnetic resonance imaging（DCE-MRI）for differential diagnosis in head and neck cancers［J］. Eur J Radiol, 2012, 81（4）：784-788.

[11] GUO W, LUO D, CHEN X, et al. Dynamic contrast-enhanced magnetic resonance imaging for pretreatment prediction of early chemo-radiotherapy response in larynx and hypopharynx carcinoma［J］. Oncotarget, 2017, 8（20）：33836-33843.

第**3**章

下咽癌 PET/CT 和
PET/MRI 病例

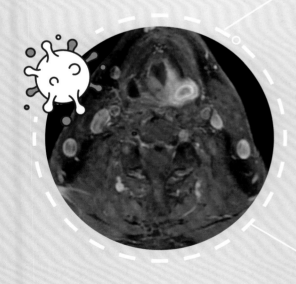

病例 1 咽异物感伴间歇性声音嘶哑 2 月余

【临床表现】

（1）患者男性，46 岁，主诉咽异物感伴间歇性声音嘶哑 2 月余，无咳嗽、咳痰、咽喉疼痛、痰中带血或呼吸困难。

（2）体征：发音嘶哑，吞咽正常，双侧颈部未扪及明显肿大淋巴结。

（3）频闪喉镜与窄带成像内镜：左侧梨状窝可见淡红色膨出物，表面不规则，大小约 2.0 cm，肿物活动度差，遮挡声门区，右杓活动正常，左杓活动视不清（图 3-1-1）。

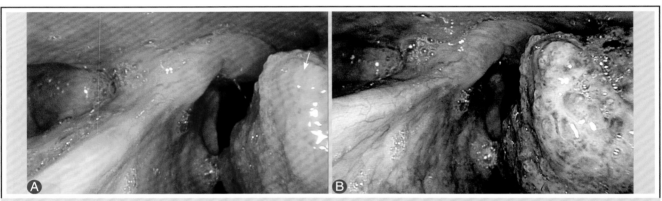

A. 频闪喉镜示左侧梨状窝广基肿瘤（箭头），左侧声带被遮挡；B. 窄带成像内镜示肿瘤表面异常杂乱的血管分布。

图 3-1-1　频闪喉镜与窄带成像内镜

（4）颈淋巴结超声：双侧颈部未见明显肿大淋巴结。

【影像学表现】

1. 全身 PET/CT 表现

（1）左侧杓会厌皱襞软组织肿块影，CT 值约 38 HU，密度较均匀，呈浅分叶状，长径约 2.0 cm，FDG 摄取增高，SUV_{max}=24.7；病变毗邻喉后壁，左侧梨状窝略变窄（图 3-1-2 C，图 3-1-2 D）。

（2）喉软骨和颈椎等骨质未见明显异常（图 3-1-2 E ～ 图 3-1-2 H，黄箭头）。

（3）左侧颈 Ⅰ～Ⅳ 区可见多发小淋巴结，较大者位于颈 Ⅰ 区，短径约 0.5 cm，密度较均匀，FDG 轻度摄取增高，SUV_{max}=4.2（图 3-1-2 A ～ 图 3-1-2 D，红箭头），考虑慢性炎性淋巴结可能性大，需除外淋巴结转移。

（4）全身扫描未见远处转移征象（图 3-1-2 I）。

2. 颈部 PET/MRI 表现

（1）左侧杓会厌皱襞软组织肿块影，长径约 2.0 cm，T_1WI 呈等信号，T_2WI 呈高信号，DWI 呈高信号，ADC_{min}=0.821 × 10^{-3} mm²/s，ADC_{mean}=1.480 × 10^{-3} mm²/s，FDG 摄取增高，SUV_{max}=22.8，增强后 T_1WI 显示病变明显强化（图 3-1-3 F ～ 图 3-1-3 J，图 3-1-3 P，图 3-1-3 Q）。

（2）病变毗邻喉后壁，椎前间隙未见受累（图 3-1-3 F ～ 图 3-1-3J，图 3-1-3 P，图 3-1-3 Q，黄箭头）。

（3）左侧 Ⅰ～Ⅳ 区颈部多发小淋巴结，较大者位于 Ⅰ 区，短径约 0.5 cm，信号较均匀，FDG 轻度摄取

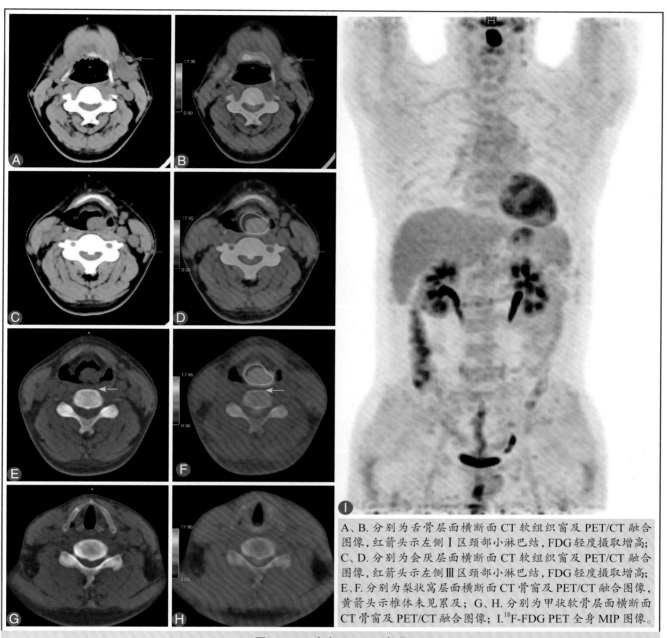

A、B. 分别为舌骨层面横断面 CT 软组织窗及 PET/CT 融合图像，红箭头示左侧 I 区颈部小淋巴结，FDG 轻度摄取增高；C、D. 分别为会厌层面横断面 CT 软组织窗及 PET/CT 融合图像，红箭头示左侧 III 区颈部小淋巴结，FDG 轻度摄取增高；E、F. 分别为梨状窝层面横断面 CT 骨窗及 PET/CT 融合图像，黄箭头示椎体未见累及；G、H. 分别为甲状软骨层面横断面 CT 骨窗及 PET/CT 融合图像；I. ^{18}F-FDG PET 全身 MIP 图像。

图 3-1-2　全身 PET/CT 表现

增高，SUV_{max}=4.1（图 3-1-1 A ～图 3-1-3 T，红箭头），考虑慢性炎性淋巴结可能性大，需除外淋巴结转移。

3. 临床分期及依据

（1）TNM 分期 T2N0M0，临床分期 II 期。

（2）分期依据：

　　1）左侧杓会厌皱襞肿块，FDG 摄取增高；

　　2）肿块最大径约 2.0 cm；

　　3）肿块累及左侧杓会厌皱襞、左侧梨状窝，声门区未见明显累及；

　　4）颈部淋巴结未见明显肿大，FDG 轻度摄取增高，考虑为慢性炎性淋巴结可能性大；

　　5）全身未见 FDG 异常摄取病灶，考虑无明确肿瘤远处转移；

　　6）病理证实为乳头状鳞癌，左侧 I ～ IV 区颈部淋巴结未见癌转移。

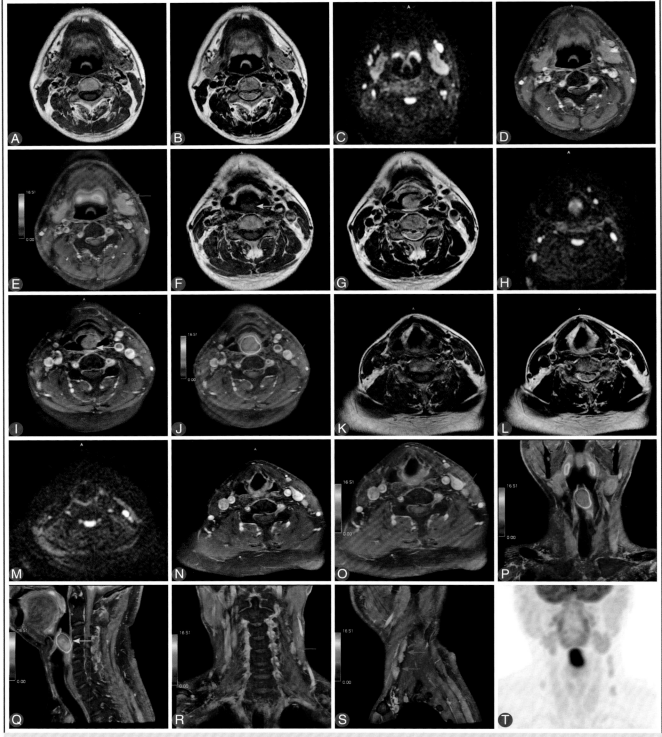

A ～ E. 分别为会厌层面横断面 T_1WI、T_2WI、DWI（b=800 s/mm²）、T_1WI 增强、PET/T_1WI 增强融合图像，红箭头示左侧 I 区颈部小淋巴结，FDG 轻度摄取增高；F ～ J. 分别为杓会厌襞层面横断面 T_1WI、T_2WI、DWI（b=800 s/mm²）、T_1WI 增强、PET/T_1WI 增强融合图像，黄箭头示椎前间隙未见受累，红箭头示左侧 III 区颈部小淋巴结，FDG 轻度摄取增高；K ～ O. 分别为梨状窝层面横断面 T_1WI、T_2WI、DWI（b=800 s/mm²）、T_1WI 增强、PET/T_1WI 增强融合图像，红箭头示左侧 III 区颈部小淋巴结，FDG 轻度摄取增高；P. 梨状窝层面冠状面 PET/T_1WI 增强融合图像；Q. 椎体层面矢状面 PET/T_1WI 增强融合图像，黄箭头示椎前间隙未见受累；R. 椎体层面冠状面 PET/T_1WI 增强融合图像，红箭头示左侧颈部小淋巴结，FDG 轻度摄取增高；S. 左侧颈淋巴链层面矢状面 PET/T_1WI 增强融合图像，红箭头示左侧颈部多发小淋巴结，FDG 轻度摄取增高；T.^{18}F-FDG PET 颈部 MIP 图像。

图 3-1-3　颈部 PET/MRI 表现

【病理特点】

（1）术中及冰冻切片所见：左侧梨状窝"菜花样"肿物，冰冻切片结果为鳞状上皮乳头瘤样增生，上皮中重度异型增生伴部分区癌变。

（2）HE 染色病理结果：（左侧梨状窝）乳头状鳞癌。

（3）免疫组化：Ki-67（约 50%）、CK（+）、EGFR（−）、*P16*（+）、*P53*（−）（图 3-1-4）。

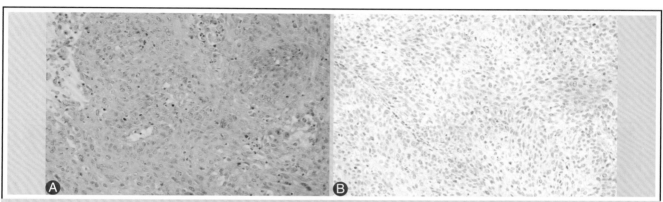

A. 镜下示肿瘤细胞呈乳头状、巢状排列，细胞异型性显著，可见核分裂相（HE，×200）；B. 肿瘤细胞 *P53* 阴性表达（免疫组化 SP 法，×200）。

图 3-1-4　病理表现

【治疗方案及预后情况】

（1）患者行支撑喉镜下咽肿物切除术 + 左侧颈部淋巴结清扫术。

（2）术后病理示下咽乳头状鳞癌，切缘未见肿瘤，左侧 I～Ⅳ区颈部淋巴结未见癌转移；术后未行其他治疗。

（3）每 3 个月行 1 次喉镜复查，随访至术后 22 个月，仍健在，无复发和转移。

【临床关注点及解析】

（1）术中肿瘤呈外生型，浸润很浅，切除左侧杓会厌皱襞。

（2）该患者经频闪喉镜观察为外生型，影像学观察仅累及左侧杓会厌皱襞、梨状窝，属于梨状窝型，术中考虑外生型，所以肿块可以在支撑喉镜下切除，保留喉功能。

（3）左侧杓黏膜受侵犯，激光切除。

（4）颈部淋巴结病理证实没有转移，影像学表现为左侧颈部多发小淋巴结，呈梭形，未见中央坏死表现，但 FDG 摄取轻度增高，考虑为慢性炎性淋巴结可能性大。

【病例小结】

（1）左侧梨状窝型下咽癌，病灶较小、边界清晰、较局限。

（2）左侧 I～Ⅳ区颈部多发小淋巴结，形态呈梭形，较大者短径约 0.5 cm，未见中央坏死表现，不支持转移，但 FDG 摄取轻度增高，需除外转移，最终手术病理结果显示无转移。

（3）该病例在初次诊断时未见肿瘤远处转移，临床分期较早，预后较好。

病例 2　间断声嘶 2 年，加重伴吞咽疼痛 2 月余

【临床表现】

（1）患者男性，59 岁，主诉间断声嘶 2 年，加重伴吞咽疼痛 2 月余，无咳嗽、咳痰、痰中带血或呼吸困难。

（2）体征：发音嘶哑，吞咽稍差，双侧颈部未扪及明显肿大淋巴结。

（3）频闪喉镜与窄带成像内镜：左侧梨状窝及左侧室带、左杓内侧广基膨出肿物，有分叶，大小约 4.0 cm × 3.0 cm，累及声门区，肿物活动度差，右杓活动好，左杓活动固定（图 3-2-1）。

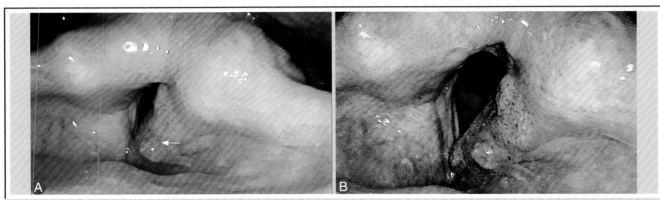

A. 频闪喉镜示左侧室带及左杓内侧广基肿瘤（箭头）；B. 窄带成像内镜示肿瘤表面疏密不均的血管分布。

图 3-2-1　频闪喉镜与窄带成像内镜

（4）颈淋巴结超声：双侧颈部未见明显肿大淋巴结。

【影像学表现】

1. 全身 PET/CT 表现

（1）左侧梨状窝软组织肿块影，CT 值约 38 HU，长径约 2.1 cm，FDG 摄取增高，SUV_{max}=13.1，向下累及左侧室带、环后区（图 3-2-2 A ~ 图 3-2-2 F，黄箭头）。

（2）左侧环杓关节形态欠自然，诸喉软骨骨质未见明显异常，FDG 未见异常摄取（图 3-2-2 G ~ 图 3-2-2 L，蓝箭头）。

（3）左侧颈Ⅲ区可见 1 枚小淋巴结，短径约 0.5 cm，密度较均匀，FDG 未见异常摄取（图 3-2-2C，图 3-2-2 D，红箭头）。

（4）全身扫描未见远处转移征象（图 3-2-2 M）。

2. 颈部 PET/MRI 表现

（1）左侧梨状窝软组织肿块影，长径约 2.1 cm，T_1WI 呈等信号，T_2WI 呈高信号，DWI 呈高信号，ADC_{min}=0.962 × 10^{-3} mm²/s，ADC_{mean}=1.620 × 10^{-3} mm²/s，FDG 摄取增高，SUV_{max}=13.5，增强后 T_1WI 显示病变明显强化；左侧甲状舌骨肌受压，边界较清晰，FDG 未见异常摄取，考虑未受肿瘤累及（图 3-2-3 A ~ 图 3-2-3 D，图 3-2-3 M，黄箭头）。

（2）病变向下累及左侧室带（图 3-2-3I，图 3-2-3J，橙箭头）、环后区（图 3-2-3 K，图 3-2-3 L，图 3-2-3 O，蓝箭头），椎前间隙脂肪信号存在。

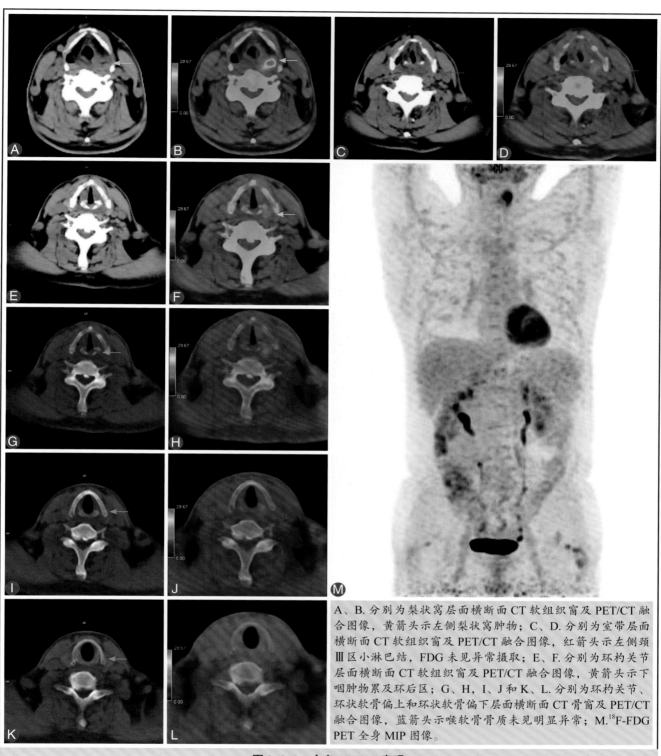

A、B. 分别为梨状窝层面横断面 CT 软组织窗及 PET/CT 融合图像，黄箭头示左侧梨状窝肿物；C、D. 分别为室带层面横断面 CT 软组织窗及 PET/CT 融合图像，红箭头示左侧颈 Ⅲ 区小淋巴结，FDG 未见异常摄取；E、F. 分别为环杓关节层面横断面 CT 软组织窗及 PET/CT 融合图像，黄箭头示下咽肿物累及环后区；G、H，I、J 和 K、L. 分别为环杓关节、环状软骨偏上和环状软骨偏下层面横断面 CT 骨窗及 PET/CT 融合图像，蓝箭头示喉软骨骨质未见明显异常；M.^{18}F-FDG PET 全身 MIP 图像。

图 3-2-2　全身 PET/CT 表现

（3）左侧颈 Ⅲ 区见小淋巴结 FDG 摄取轻度增高，SUV$_{max}$=3.1，短径约 0.5 cm，DWI 呈高信号，增强扫描呈环形强化（图 3-2-3 E ~ 图 3-2-3 H，图 3-2-3 N，图 3-2-3 P，红箭头）。

（4）椎前脂肪间隙未见累及；邻近颈血管未见累及。

3. 临床分期及依据

（1）TNM 分期 T3N1M0，临床分期 Ⅲ 期。

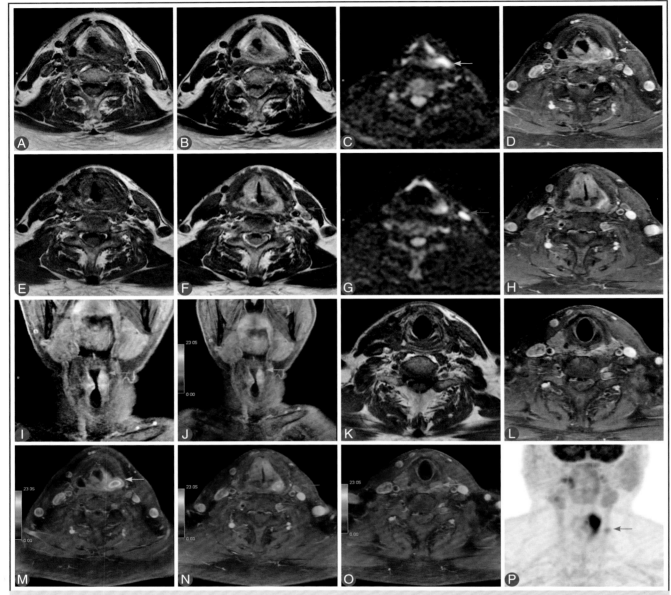

A ～ D. 分别为梨状窝层面横断面 T₁WI、T₂WI、DWI（b=800 s/mm²）、T₁WI 增强，黄箭头示左侧梨状窝肿物，甲状舌骨肌受压移位，边界清晰；E ～ H. 分别为喉室层面横断面 T₁WI、T₂WI、DWI（b=800 s/mm²）、T₁WI 增强，红箭头示左侧颈Ⅲ区小淋巴结呈环形强化；I、J. 分别为喉室层面冠状面 T₁WI 增强及其与 PET 的融合图像，橙箭头示左侧室带肿胀、FDG 摄取轻度增高；K、L. 分别为环状软骨层面 T₁WI、T₁WI 增强，蓝箭头示环后区异常强化灶；M ～ O. 分别为梨状窝、喉室、环状软骨层面横断面 PET/T₁WI 增强融合图像，分别与 A、E、K 为同一层面，红箭头示左侧颈Ⅲ区小淋巴结 FDG 摄取轻度增高；P.¹⁸F-FDG PET 颈部 MIP 图像。

图 3-2-3　颈部 PET/MRI 表现

（2）分期依据：

1）左侧梨状窝肿块，FDG 摄取增高，最大径约 2.1 cm，超过 2 cm，但不足 4 cm；

2）肿块累及左侧杓会厌皱襞、室带、环后区等多个解剖亚区；

3）频闪喉镜示左侧半喉固定；

4）左侧颈Ⅲ区淋巴结环形强化，延迟扫描 FDG 摄取轻度增高；

5）全身未见 FDG 异常摄取病灶，远处器官无转移；

6）活检病理证实为鳞状细胞癌。

【病理特点】

（1）术中及冰冻切片所见：左侧梨状窝、左室带后部、左杓外侧部分隆起，冰冻切片病理示左侧梨状窝鳞状上皮乳头状增生伴重度异型增生、癌变及浅浸润。

（2）HE 染色病理结果：（左侧梨状窝肿物）中低分化鳞状细胞癌。

（3）免疫组化：Ki-67（约 40%）、*P16*（－）、*P40*（＋）、*P53*（－）、EBER（－）（图 3-2-4）。

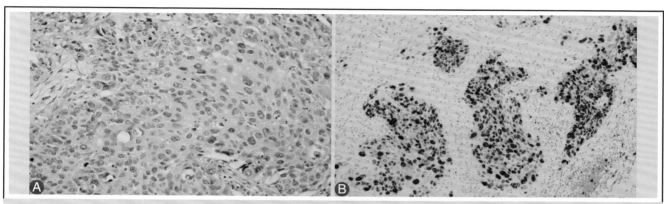

A. 镜下示肿瘤细胞呈巢状排列，细胞异型性显著，核仁清晰，可见核分裂相（HE，×200）；B. Ki-67 免疫组化染色显示肿瘤细胞增殖活跃（免疫组化 SP 法，×200）。

图 3-2-4 病理表现

【治疗方案及预后情况】

（1）患者行下咽肿物（左室带后部隆起处及左杓梨状窝局部隆起处）取病变组织术。

（2）病理结果示下咽鳞状细胞癌；行化疗（紫杉醇＋奈达铂＋替加氟）6 次＋放疗 32 次。

（3）活检术后 39 月余，体检发现双肺上叶 2 个结节（较大者直径约 1.5 cm），行胸腔镜左肺上叶肿物楔形切除＋胸膜粘连松解术，病理结果为中低分化鳞状细胞癌，术后行化疗（紫杉醇＋卡铂＋替加氟）治疗。

【临床关注点及解析】

（1）中低分化鳞状细胞癌患者，先采取诱导化疗，根据化疗效果采取下一步治疗方案。

（2）如果 2 个疗程化疗后，肿瘤完全缓解（complete response，CR）和部分缓解（partial response，PR），有争取喉功能保全的机会，否则需要进行全喉切除，术后化疗或放化疗。因此，诱导化疗前后准确评估肿瘤范围和变化情况对下一步的治疗方案是关键。

【病例小结】

（1）左侧梨状窝肿物，上下径较长，向下累及左侧室带、环后区，环后区累及的情况在平扫 CT 或 MRI 上判断较困难，但在增强 MRI 及 PET 代谢显像上显示较清晰。

（2）CT 可见左侧喉软骨骨皮质未见累及，但左侧环杓关节对位欠自然，与临床所见左杓固定表现一致，提示肿瘤为 T3。

（3）左侧颈Ⅲ区可见 1 枚小淋巴结，增强后 T_1WI 呈环形强化，且该患者在同 1 天 PET/MRI 扫描迟于 PET/CT，PET/MRI 显示该淋巴结 FDG 摄取较 PET/CT 的高，考虑为转移淋巴结可能性大。

病例 3 咽部异物感 1 年，发音含糊 2 月余

【临床表现】

（1）患者男性，58 岁，主诉咽部异物感 1 年，发音含糊 2 月余，无咳嗽、咳痰、痰中带血或呼吸困难。

（2）体征：发音嘶哑，吞咽正常，双侧颈部未扪及明显肿大淋巴结。

（3）频闪喉镜与窄带成像内镜：右侧梨状窝及喉咽侧壁广基肿物，有分叶，大小约 3.0 cm×2.0 cm，肿物活动度差，遮挡声门，右杓视不清，左杓活动正常（图 3-3-1）。

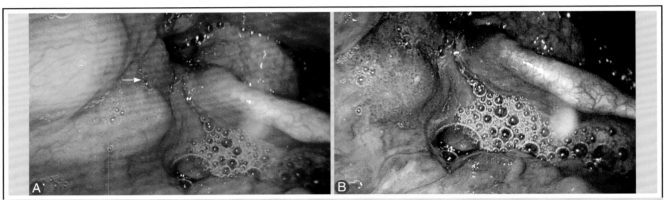

A. 频闪喉镜示右侧喉咽侧壁广基肿瘤（箭头）；B. 窄带成像内镜示肿瘤表面疏密相间的血管分布。

图 3-3-1 频闪喉镜与窄带成像内镜

（4）颈淋巴结超声：右侧颈部多发肿大淋巴结。

【影像学表现】

1. 全身 PET/CT 表现

（1）下咽右侧壁软组织肿块影，突向咽腔内，CT 值约 40 HU，直径约 2.5 cm，FDG 摄取增高，SUV_{max}=9.8；病变累及右侧杓会厌皱襞、右侧梨状窝，喉后壁未见明显受累（图 3-3-2 A，图 3-3-2 B）。

（2）邻近舌骨、喉软骨、颈椎等骨质未见明显异常（图 3-3-2 C，图 3-3-2D）。

（3）右侧颈 Ⅱ 区可见 1 枚淋巴结，短径约 0.7 cm，密度较均匀，FDG 摄取轻度增高，SUV_{max}=2.0，待除外淋巴结转移（图 3-3-2E，图 3-3-2F，红箭头）。

（4）全身扫描未见明显远处转移征象（图 3-3-2G）。

2. 颈部 PET/MRI 表现

（1）右侧杓会厌皱襞软组织肿块影，直径约 2.7 cm，T_1WI 呈等信号，T_2WI 呈高信号，DWI 呈高信号，ADC_{min}=0.665 × 10^{-3} mm²/s，ADC_{mean}=1.16 × 10^{-3} mm²/s，增强扫描呈明显强化，FDG 摄取增高，SUV_{max}=9.6；右侧梨状窝受累；喉后壁及椎前筋膜未见累及，未见 FDG 异常摄取；邻近颈血管未见累及（图 3-3-3 A ～ 图 3-3-3 D，图 3-3-3I ～ 图 3-3-3 K）。

（2）右侧颈 Ⅱ 区可见 1 枚小淋巴结，短径约 0.9 cm，增强扫描强化程度较均匀，FDG 摄取轻度增高，SUV_{max}=2.1，待除外转移（图 3-3-3 E ～ 图 3-3-3 H，图 3-3-3 L，红箭头）。

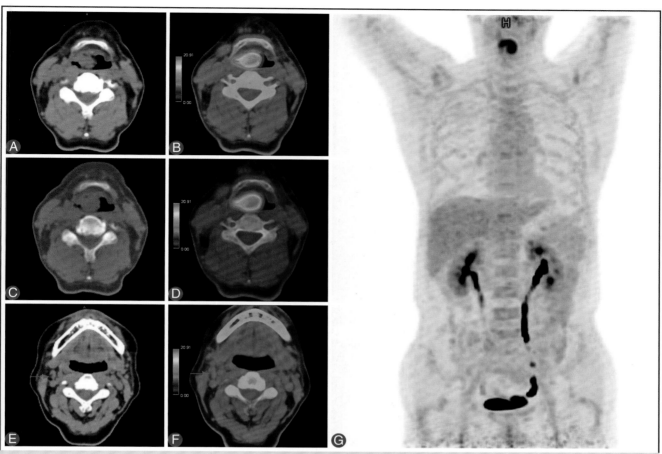

A、B. 分别为会厌层面横断面 CT 软组织窗及 PET/CT 融合图像；C、D. 分别为会厌层面横断面 CT 骨窗及 PET/CT 融合图像；E、F. 分别为舌根层面横断面 CT 软组织窗及 PET/CT 融合图像，红箭头示右侧颈 Ⅱ 区 1 枚小淋巴结，FDG 摄取轻度增高；G.^{18}F-FDG PET 全身 MIP 图像。

图 3-3-2　全身 PET/CT 表现

3. 临床分期及依据

（1）TNM 分期 T2N2M0，临床分期 Ⅳ A 期。

（2）分期依据：

　　1）右侧杓会厌皱襞肿块，肿块最大径约 2.7 cm，超过 2 cm，但不足 4 cm；

　　2）肿块累及右侧杓会厌皱襞和梨状窝等多个解剖亚区；

　　3）右侧颈 Ⅱ 区可见 1 枚小淋巴结，短径 < 1.0 cm，MRI 未显示中央坏死区，但 FDG 摄取轻度增高，提示转移；

　　4）病理证实为鳞状细胞癌，肿瘤累及右侧梨状窝黏膜，右侧颈 Ⅱ A、Ⅲ、Ⅳ 区各有 1 个淋巴结转移。

【病理特点】

（1）术中及冰冻切片所见：下咽"菜花样"肿物，被覆上皮重度异型增生，局部癌变伴浅浸润。

（2）HE 染色病理结果：中分化鳞状细胞癌。

（3）免疫组化：Ki-67index（约 40%）、CD34（−）、CK（+）、EGFR（+）、*P16*（−）、*P40*（+）、*P53*（−）、*P63*（+）、SMA（−）（图 3-3-4）。

【治疗方案及预后情况】

（1）患者行支撑喉下咽肿物活检术 + 右侧部分下咽及部分喉切除术 + 右侧颈淋巴结清扫术 + 锁骨上皮瓣修复术 + 气管切开术。

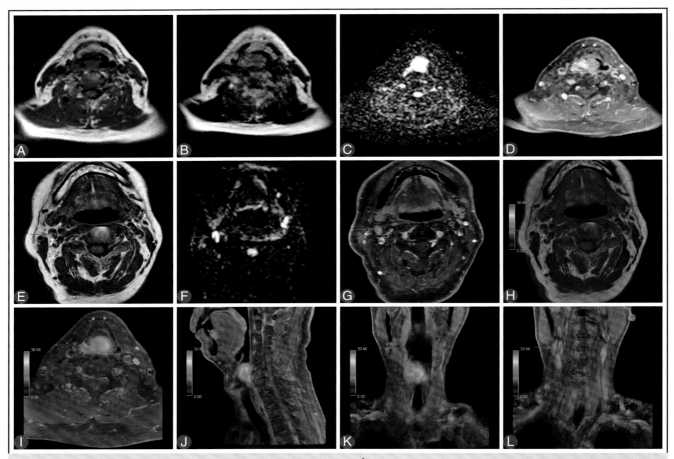

A ~ D. 分别为会厌层面横断面 T$_1$WI、T$_2$WI、DWI（b=800 s/mm^2）、T$_1$WI 增强；E ~ H. 分别为舌根层面横断面 T$_1$WI、DWI（b=800 s/mm^2）、T$_1$WI 增强、PET/T$_1$WI 融合图像，红箭头示右侧颈 Ⅱ 区 1 枚小淋巴结，增强扫描强化程度较均匀，FDG 摄取轻度增高；I. 会厌层面横断面 PET/T$_1$WI 增强融合图像；J. 椎体层面矢状面 PET/T$_1$WI 增强融合图像；K. 喉室层面冠状面 PET/T$_1$WI 增强融合图像；L. 颈淋巴结链层面冠状面 PET/T$_1$WI 增强融合图像，红箭头示右侧颈 Ⅱ 区小淋巴结。

图 3-3-3　颈部 PET/MRI 表现

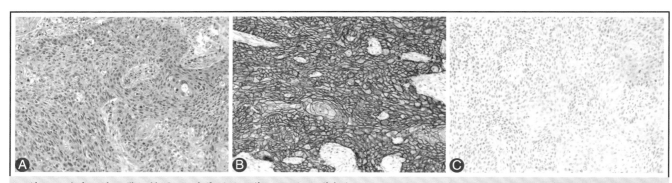

A. 镜下示肿瘤细胞呈巢状排列，细胞异型性显著，可见核分裂相（HE，×200）；B. 肿瘤细胞 EGFR 强阳性表达（免疫组化 SP 法，×200）；C. 肿瘤细胞 P53 阴性表达（免疫组化 SP 法，×200）。

图 3-3-4　病理表现

　　（2）病理结果为下咽鳞状细胞癌，各切缘未见肿瘤，脉管内未见瘤栓，神经未见侵犯；术后未行化疗、放疗等其他治疗。

　　（3）术后 10 月余，发现环后区左侧广基局部白色膨出物，表面不规则，局部见新生血管，考虑为肿瘤复发，行喉镜激光肿物切除术；术后未进行其他治疗。

　　（4）随访至首次术后 19 个月，仍健在。

【临床关注点及解析】

（1）术前评估肿瘤的累及范围及是否侵犯喉软骨，影像学显示肿瘤累及右侧杓会厌皱襞、梨状窝，未侵犯喉软骨或喉外，T 分期为 T2。

（2）术前要明确颈淋巴结有无转移，影像学显示颈 Ⅱ 区 1 枚小淋巴结，短径< 1.0 cm，MRI 未显示中央坏死区，FDG 摄取轻度增高，可疑淋巴结转移，病理结果证实为转移。病理结果显示右侧颈 Ⅲ 和 Ⅳ 区各有 1 个淋巴结转移，但 PET/CT 和 PET/MRI 未显示，对于这些淋巴结转移的诊断有待于进一步探讨。

【病例小结】

（1）该病例 T 分期为 T2，相对较早，全身 PET/CT 和颈部 PET/MRI 对下咽癌的部位、大小、范围和累及周围结构等与 MRI 增强扫描的显示效果一致。

（2）病理结果证实右侧颈 Ⅱ A 区的 1 个小的转移淋巴结，形态影像学显示淋巴结短径< 1.0 cm，未见中央坏死区，不符合淋巴结转移的诊断标准，但代谢显像显示 FDG 摄取有所增高，可疑为淋巴结转移，PET/CT 和颈部 PET/MRI 对该区淋巴结转移的显示和判断优于 CT 平扫或 MRI 增强扫描。但 PET/CT 和 PET/MRI 未显示右侧颈 Ⅲ 和 Ⅳ 区的淋巴结转移。

病例 4　咽痛伴持续性声嘶 1 月余

【临床表现】

（1）患者男性，52 岁，主诉咽痛伴持续性声嘶 1 月余，无咳嗽、咳痰、痰中带血或呼吸困难。

（2）体征：发音嘶哑，吞咽正常，双侧颈部未扪及明显肿大淋巴结。

（3）频闪喉镜与窄带成像内镜：右侧梨状窝、杓及右侧室带广基膨出肿物，表面不规则，大小约 4.0 cm × 3.0 cm，肿物活动度差，右杓固定，左杓运动正常（图 3-4-1）。

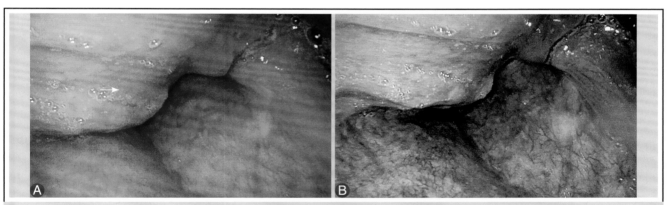

A. 频闪喉镜示右侧喉咽侧壁广基肿瘤（箭头）；B. 窄带成像内镜示肿瘤表面血管分布不明显。

图 3-4-1　频闪喉镜与窄带成像内镜

（4）颈淋巴结超声：双侧颈部未见明显肿大淋巴结。

【影像学表现】

1. 全身 PET/CT 表现

（1）下咽右侧壁软组织肿块影，突向咽腔内，CT 值约 52 HU，长径约 3.3 cm，FDG 摄取增高，$SUV_{max}=17.5$；病变累及会厌右侧、喉后壁及右侧杓会厌皱襞、梨状窝、室带和声带（图 3-4-2 A ~ 图 3-4-2 F），

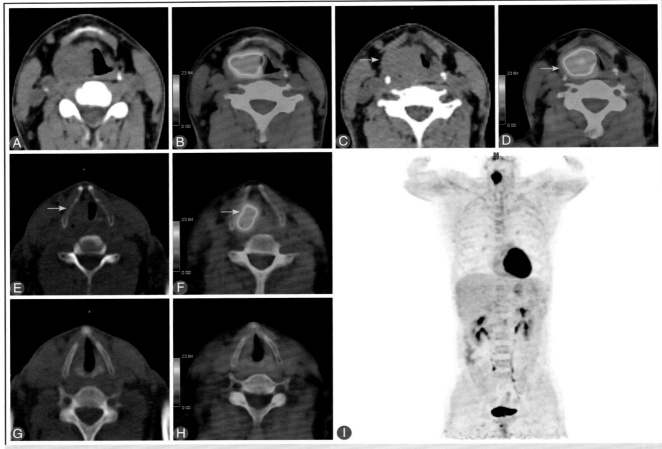

A、B. 分别为会厌层面横断面 CT 软组织窗及 PET/CT 融合图像；C、D. 分别为梨状窝层面横断面 CT 软组织窗及 PET/CT 融合图像，黄箭头示肿块紧邻右侧甲状舌骨肌及右侧甲状软骨板，未见明显受累；E、F. 分别为甲状软骨层面横断面 CT 骨窗及 PET/CT 融合图像；G、H. 分别为构状软骨层面横断面 CT 骨窗及 PET/CT 融合图像；I. ^{18}F-FDG PET 全身 MIP 图像。

图 3-4-2　全身 PET/CT 表现

紧邻右侧甲状舌骨肌及右侧甲状软骨板（图 3-4-2 C ～图 3-4-2 F，黄箭头）。

（2）环状软骨和颈椎等骨质未见明显异常（图 3-4-2 G，图 3-4-2 H）。

（3）全身扫描未见淋巴结转移及远处转移征象（图 3-4-2 I）。

2. 颈部 PET/MRI 表现

（1）下咽右侧壁软组织肿块影，长径约 3.3 cm，T_1WI 呈等信号，T_2WI 呈高信号，DWI 呈高信号，$ADC_{min}=0.519 \times 10^{-3}$ mm^2/s，$ADC_{mean}=1.170 \times 10^{-3}$ mm^2/s，FDG 摄取增高，$SUV_{max}=16.2$，增强后 T_1WI 显示病变明显强化（图 3-4-3 A ～图 3-4-3 H，图 3-4-3 M，图 3-4-3 N）。

（2）会厌右侧、喉后壁及右侧构会厌皱襞、梨状窝、室带、声带受累（图 3-4-3 A ～图 3-4-3 O），右侧喉旁间隙脂肪信号中断（图 3-4-3 E，红箭头）。

（3）右侧甲状舌骨肌受压移位（图 3-4-3 A，图 3-4-3 B，黄箭头），FDG 未见异常摄取。

（4）右侧甲状软骨板形态和信号未见明显异常，FDG 未见异常摄取（图 3-4-3 I ～图 3-4-3 L，图 3-4-3 O，蓝箭头）。

（5）椎前筋膜信号可见；邻近的颈血管未见累及（图 3-4-3 A ～图 3-4-3 H）。

（6）颈部淋巴结未见转移征象（图 3-4-3 P）。

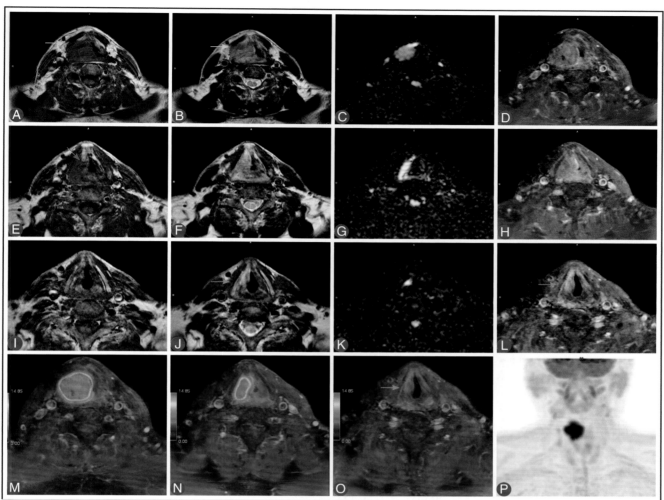

A ~ D. 分别为梨状窝层面横断面 T$_1$WI、T$_2$WI、DWI（b=800 s/mm^2）、T$_1$WI 增强，黄箭头示右侧甲状舌骨肌受压移位，边界尚清晰；E ~ H. 分别为室带层面横断面 T$_1$WI、T$_2$WI、DWI（b=800 s/mm^2）、T$_1$WI 增强，红箭头示右侧喉旁间隙脂肪信号中断；I ~ L. 分别为声带层面横断面 T$_1$WI、T$_2$WI、DWI（b=800 s/mm^2）、T$_1$WI 增强，蓝箭头示右侧甲状软骨板信号、形态未见明显异常；M ~ O. 分别为梨状窝、室带、声带层面横断面 PET/T$_1$WI 增强融合图像，分别与图 A、图 E、图 I 为同一层面，蓝箭头示右侧甲状软骨板未见 FDG 异常摄取；P. 为 ^{18}F-FDG PET 颈部 MIP 图像。

图 3-4-3　颈部 PET/MRI 表现

3. 临床分期及依据

（1）TNM 分期 T3N0M0，临床分期Ⅲ期。

（2）分期依据：

　　1）右侧梨状窝肿块，肿块最大径约 3.3 cm，超过 2 cm，但不足 4 cm；

　　2）肿块累及会厌与右侧杓会厌皱襞、声门区软组织、喉旁间隙等多个解剖亚区；

　　3）肿瘤与颈前肌肉及甲状软骨板紧邻，但局部密度/信号未见异常，未见 FDG 异常摄取，考虑肿瘤未累及颈前肌肉或甲状软骨板；

　　4）颈部淋巴结未见明显肿大，未见 FDG 异常摄取；

　　5）全身未见 FDG 异常摄取病灶，远处器官无转移；

　　6）频闪喉镜示半喉固定；

　　7）病理证实为鳞状细胞癌，肿瘤部分基底部邻近甲状软骨，部分侵至外膜脂肪组织，颈部淋巴结未见转移。

【病理特点】

（1）术中及冰冻切片所见：下咽肿物，被覆的鳞状上皮增生，部分鳞状上皮原位癌变。

（2）HE 染色病理结果：低分化鳞状细胞癌（下咽及部分喉）。

（3）免疫组化：Ki-67（约 35%）、CD34（+）、CK（+）、EGFR（-）、VEGF（+）、*P40*（+）、*P53*（+）、*P63*（+）、*P170*（-）、TOP Ⅱ（15%+）、ERCC-1（-）、Tubulin-β（部分 +）、D2-40（-）、Her-1（-）、PD-1（-）、PD-L1（-）、Nut（-）、CD4 部分淋巴细胞（+）、CD8 部分淋巴细胞（+）（图 3-4-4）。

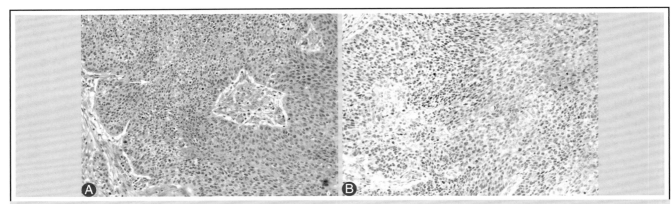

A. 镜下示肿瘤细胞呈巢状排列，细胞异型性显著，可见核分裂相（HE，×200）；B. 肿瘤细胞 *P53* 阳性（突变型）表达（免疫组化 SP 法，×200）。

图 3-4-4 病理表现

【治疗方案及预后情况】

（1）患者行下咽肿物切除术 + 右侧半喉切除术 + 右侧颈淋巴结清扫术 + 气管切开术。

（2）病理结果显示下咽鳞状细胞癌，杓切缘、环后切缘等黏膜及横纹肌组织未见肿瘤，喉前及颈Ⅱ～Ⅳ区淋巴结未见转移；术后行放疗 30 次 + 化疗（尼妥珠单抗 + 顺铂）4 次。

（3）术后 9 月余，复查时行电子喉镜检查发现声门下肿物，考虑为肿瘤复发，行喉镜激光肿物切除术；术后未进行其他治疗。

（4）随访至首次术后 20 个月，仍健在。

【临床关注点及解析】

（1）肿瘤侵犯范围及能否保留喉功能：术前影像学显示肿瘤累及会厌与右侧杓会厌皱襞、声门区软组织、喉旁间隙和右杓，虽毗邻甲状软骨板，但其密度 / 信号未见异常，未见 FDG 异常摄取，没有侵犯杓间和甲状软骨，有保留喉功能的可能性。

（2）颈部淋巴结有无转移：影像学观察颈部淋巴结未见明显肿大，未见 FDG 异常摄取，无明显转移征象。

【病例小结】

（1）右侧梨状窝型下咽癌，累及多个解剖亚区，颈部淋巴结及全身扫描未见明显转移征象，分期为 N0M0，重点是如何准确进行 T 分期。

（2）病灶主体位于右侧梨状窝，累及结构主要包括右侧杓会厌皱襞、喉后壁、声门区软组织、喉旁间隙等，其中甲状软骨板、甲状舌骨肌与瘤灶边缘邻近，其是否受累是分期为Ⅲ或ⅣA 期的关键，需仔细评估。

（3）CT 显示甲状软骨板骨皮质形态完整，MRI 示骨髓腔未见信号异常，MRI 增强扫描未见异常强化，PET 未见 FDG 摄取，提示甲状软骨未受累。

（4）右侧甲状舌骨肌在 MRI 平扫及增强图像上显示为受推压改变，未见明显信号异常，FDG 未见异常摄取，考虑未受累。

（5）综合以上情况，评估该患者分期为 T3N0M0，与术后病理结果一致。

病例 5　咽部异物感 3 年余，左颈部淋巴结肿大

【临床表现】

（1）患者男性，57 岁，主诉咽部异物感 3 年余，无咳嗽、咳痰、痰中带血或呼吸困难。

（2）体征：发音嘶哑，吞咽正常，左侧颈部可扪及肿大淋巴结。

（3）频闪喉镜：左侧梨状窝、左杓及左侧室带广基肿物，边缘不光滑，大小约 4.0 cm×5.0 cm，肿物活动度差，左杓固定，右杓运动正常（图 3-5-1）。

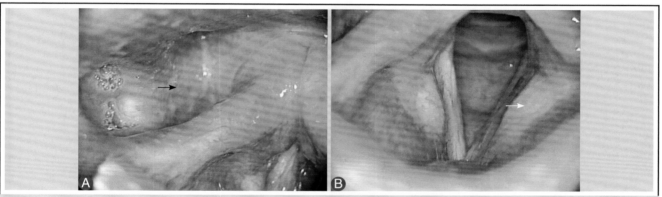

A.频闪喉镜示右侧正常梨状窝（黑箭头）；B.频闪喉镜示左侧室带肿瘤（白箭头），表面不光滑。

图 3-5-1　频闪喉镜

（4）颈淋巴结超声：左侧颈部见多发肿大淋巴结。

【影像学表现】

1. 全身 PET/CT 表现

（1）左侧杓会厌皱襞及梨状窝软组织肿块影，CT 值约 47 HU，长径约 1.9 cm，FDG 摄取增高，SUV_{max}=17.5；病变向后累及咽后壁，向下累及左侧室带、声带及环后区（图 3-5-2 A ～ 图 3-5-2 D）。

（2）左侧甲状软骨板未见明显异常（图 3-5-2 G，图 3-5-2 H），左侧环杓关节骨质密度增高，对位欠自然（图 3-5-2 I，图 3-5-2 J，黄箭头）。

（3）左侧颈 Ⅱ 和 Ⅲ 区可见多个 FDG 摄取增高的淋巴结，SUV_{max}=6.7，较大者位于颈 Ⅱ 区，短径约 1.0 cm，密度较均匀（图 3-5-2 A，图 3-5-2 B，图 3-5-2 E，图 3-5-2 F，图 3-5-2 M，红箭头），考虑为淋巴结转移可能性大。

（4）左肺门可见多发淋巴结 FDG 摄取增高，SUV_{max}=5.6，较大者短径约 0.6 cm，密度较均匀（图 3-5-2 K ～ 图 3-5-2 M，蓝箭头），结合陈旧性肺结核表现，考虑为淋巴结反应性增生可能性大。

（5）全身未见远处转移征象（图 3-5-2 M）。

2. 颈部 PET/MRI 表现

（1）左侧杓会厌皱襞及梨状窝软组织肿块影，长径约 1.8 cm，T_1WI 呈等信号，T_2WI 呈高信号，DWI 呈高信号，ADC_{min}=1.020×10^{-3} mm²/s，ADC_{mean}=1.600×10^{-3} mm²/s，增强扫描明显强化，FDG 摄取增高，SUV_{max}=23.3（图 3-5-3 A ～ 图 3-5-3 E）。

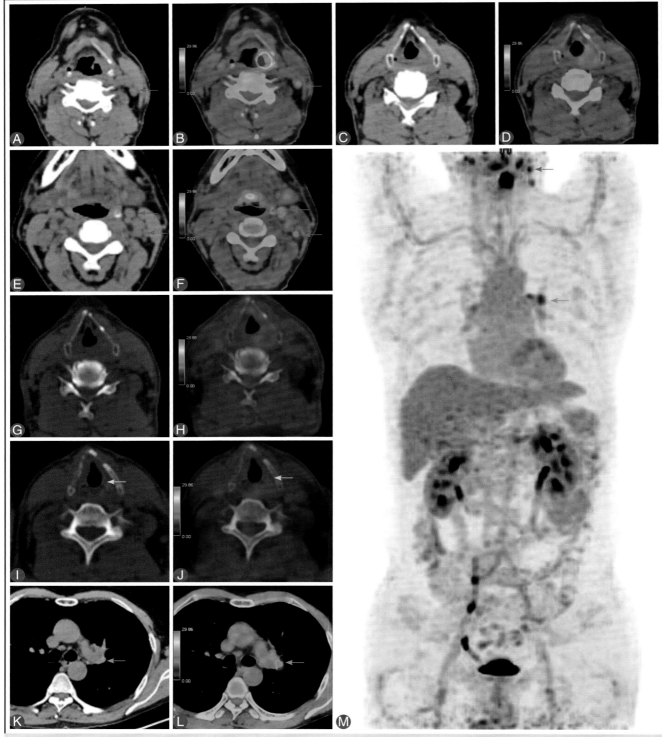

A、B. 分别为杓会厌皱襞层面横断面 CT 软组织窗及 PET/CT 融合图像，红箭头示左侧颈Ⅲ区淋巴结肿大、FDG 摄取增高；C、D. 分别为甲状软骨层面横断面 CT 软组织窗及 PET/CT 融合图像；E、F. 分别为舌根层面横断面 CT 软组织窗及 PET/CT 融合图像，红箭头示左侧颈Ⅱ区淋巴结肿大、FDG 摄取增高；G、H. 分别为甲状软骨层面横断面 CT 骨窗及 PET/CT 融合图像；I、J. 分别为环杓关节层面横断面 CT 骨窗及 PET/CT 融合图像，黄箭头示左侧环杓关节骨质密度增高，对位欠自然；K、L. 分别为左肺门层面横断面 CT 软组织窗及 PET/CT 融合图像；M. ^{18}F-FDG PET 全身 MIP 图像。

图 3-5-2　全身 PET/CT 表现

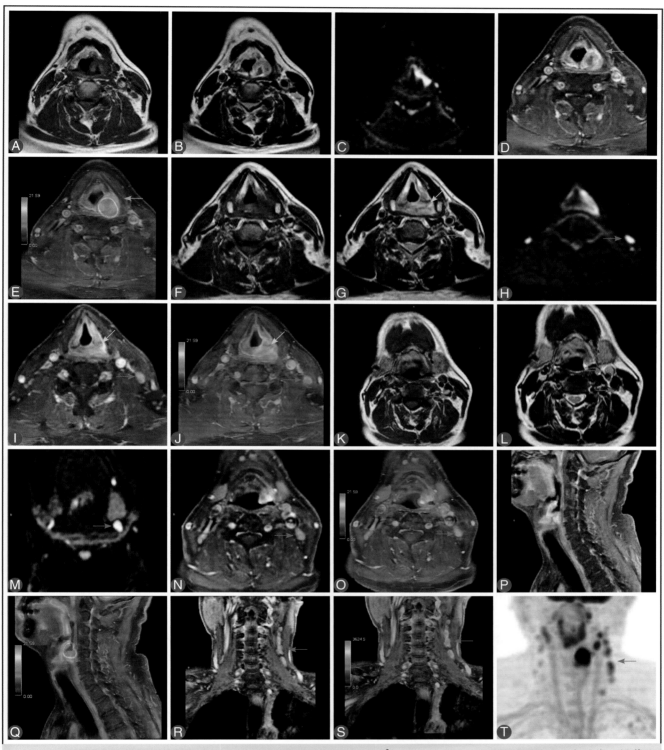

A ～ E. 分别为杓会厌皱襞层面横断面 T_1WI、T_2WI、DWI（b=800 s/mm^2）、T_1WI 增强、PET/T_1WI 增强融合图像，橙箭头示左侧甲状软骨未见明显受累；F ～ J. 分别为环杓关节层面横断面 T_1WI、T_2WI、DWI（b=800 s/mm^2）、T_1WI 增强、PET/T_1WI 增强融合图像，黄箭头示环后区、左侧环杓关节，红箭头示左侧颈Ⅲ区 FDG 摄取增高的淋巴结；K ～ O. 分别为会厌层面横断面 T_1WI、T_2WI、DWI（b=800 s/mm^2）、T_1WI 增强、PET/T_1WI 增强融合图像，红箭头示左侧颈Ⅱ区多个 FDG 摄取增高的淋巴结，部分肿大；P、Q. 分别为椎体层面矢状面 T_1WI 增强、PET/T_1WI 增强融合图像；R、S. 分别为颈淋巴链层面冠状面 T_1WI 增强、PET/T_1WI 增强融合图像，红箭头示左侧颈Ⅱ和Ⅲ区可见多个 FDG 摄取增高的淋巴结，部分肿大；T. ^{18}F-FDG PET 颈部 MIP 图像。

图 3-5-3　颈部 PET/MRI 表现

（2）病变向后累及咽后壁，向下累及左侧室带、声带、喉旁间隙及环后区，左侧环杓关节移位，喉旁间隙受累（图 3-5-3 F ～图 3-5-3 J，黄箭头），左侧甲状软骨板未见明显受累（图 3-5-3 D，图 3-5-3 E，橙箭头）。

（3）左侧颈Ⅱ和Ⅲ区可见多个淋巴结的 FDG 摄取增高，SUV_{max}=6.2，较大者位于颈Ⅱ区，短径约 1.0 cm，信号较均匀（图 3-5-3 F ～图 3-5-3 O，图 3-5-3 R ～图 3-5-3 T，红箭头），考虑为淋巴结转移可能性大。

（4）椎前脂肪间隙及邻近颈血管未见累及（图 3-5-3 F ～图 3-5-3 J，图 3-5-3 P，图 3-5-3 Q）。

3. 临床分期及依据

（1）TNM 分期 T3N2bM0，临床分期Ⅳ A 期。

（2）分期依据：

1）左侧杓会厌皱襞及梨状窝肿块，最大径约 1.8 cm，不足 2 cm；

2）肿块累及左侧杓会厌皱襞、声门区软组织、喉旁间隙、环杓关节及环后区等多个解剖亚区；

3）肿瘤与左侧甲状软骨板紧邻，但局部密度 / 信号未见异常，FDG 未见异常摄取，考虑未受累；

4）左侧颈Ⅱ和Ⅲ区可见多个 FDG 摄取增高淋巴结，部分肿大，考虑为淋巴结转移可能性大；

5）全身未见 FDG 异常摄取病灶，无远处转移征象；

6）频闪喉镜示半喉固定；

7）活检示左侧梨状窝鳞状细胞癌。

【病理特点】

活检病理结果：低分化鳞状细胞癌（左侧梨状窝）。

【治疗方案及预后情况】

（1）患者行下咽肿物活检术。

（2）活检病理结果显示下咽鳞状细胞癌，临床分期为 T3N2bM0 Ⅳ A 期，无化疗禁忌证，进行 TPF 方案（紫杉醇 + 奈达铂 + 替加氟）诱导化疗 2 周期后，颈部 MRI 评估为 PR，后行放疗 30 次。

（3）随访至术后 38 个月，仍健在。

【临床关注点及解析】

（1）准确评估颈部淋巴结转移情况和分期：影像学显示左侧颈部多个淋巴结转移，临床分期为 N2b 和Ⅳ A 期。

（2）诱导化疗效果和放疗后的评估：对比诱导化疗及放疗前后影像学表现，诱导化疗后部分缓解，经过放疗后肿瘤完全消失。

【病例小结】

（1）该病例为左侧梨状窝型下咽癌，累及多个解剖亚区，MRI 对软组织结构受累情况显示清晰，结合 CT 显示的环杓关节受累表现，T 分期为 T3。

（2）患者因个人原因拒绝根治性手术，虽然淋巴结转移没有病理证实，但左侧颈部多区多个淋巴结的 FDG 摄取增高，部分肿大，考虑为淋巴结转移可能性大，诱导化疗和放疗后上述淋巴结减小，证实为淋巴结转移。

（3）全身 PET 扫描可见肺门淋巴结的 FDG 摄取增高，但未见明显肿大，结合肺内陈旧性肺结核表现，考虑为反应性增生可能性大，后经随访没有变化，排除了淋巴结转移。

病例 6 持续性声音嘶哑 2 个月，痰中带血 1 月余，左颈部淋巴结肿大

【临床表现】

（1）患者男性，50 岁，主诉持续性声音嘶哑 2 个月，痰中带血 1 月余，无咳嗽、咳痰、咽喉疼痛或呼吸困难。

（2）体征：发音嘶哑，吞咽正常，左侧颈部可扪及明显肿大淋巴结。

（3）频闪喉镜：左侧梨状窝及杓会厌皱襞广基肿物，边缘不光滑，大小约 4.0 cm×2.5 cm，肿物活动度差，左侧半喉固定（图 3-6-1）。

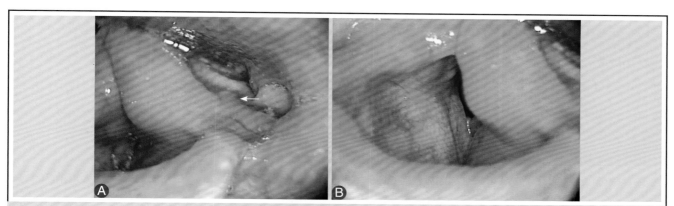

A. 频闪喉镜示左侧梨状窝及杓会厌皱襞广基肿瘤（箭头）；B. 频闪喉镜示肿瘤较大。

图 3-6-1 频闪喉镜

（4）颈淋巴结超声：左侧颈部多发肿大淋巴结。

【影像学表现】

1. 全身 PET/CT 表现

（1）左侧梨状窝肿块影，CT 值约 39 HU，密度欠均匀，长径约 3.4 cm，FDG 摄取增高，SUV_{max}=12.2；病变累及会厌左侧、喉后壁、左侧杓会厌皱襞、梨状窝、声门区和环后区，左侧甲状软骨骨质破坏，左侧环杓关节移位、骨质密度不均匀增高（图 3-6-2 A ～图 3-6-2 D，红箭头），颈椎骨质未见明显异常。

（2）左侧颈 Ⅱ 和 Ⅲ 区及右侧颈 Ⅱ 区多发淋巴结 FDG 摄取增高，SUV_{max}=10.0，较大者位于左侧颈 Ⅱ 区，短径约 1.8 cm，其内密度欠均匀（图 3-6-2 E，图 3-6-2 F，图 3-6-2 I，黄箭头），考虑为淋巴结转移可能性大。

（3）全身扫描可见肝硬化改变，脾大（图 3-6-2 G ～图 3-6-2 I）。

2. 颈部 PET/MRI 表现

（1）左侧梨状窝肿块影，长径约 4.2 cm，T_1WI 呈等信号，T_2WI 呈高信号，DWI 呈高信号，ADC_{min}=0.2000×10^{-3} mm^2/s，ADC_{mean}=0.937×10^{-3} mm^2/s，FDG 摄取增高，SUV_{max}=13.6，增强后 T_1WI 显示病变明显强化（图 3-6-3 A ～图 3-6-3 J，图 3-6-3 P ～图 3-6-3 T）。

（2）会厌左侧、喉后壁、左侧杓会厌皱襞、梨状窝、声门区、环后区以及左侧甲状软骨和环杓关节受累，毗邻左侧颈总动脉，椎前筋膜连续（图 3-6-3 A ～图 3-6-3 J，红箭头）。

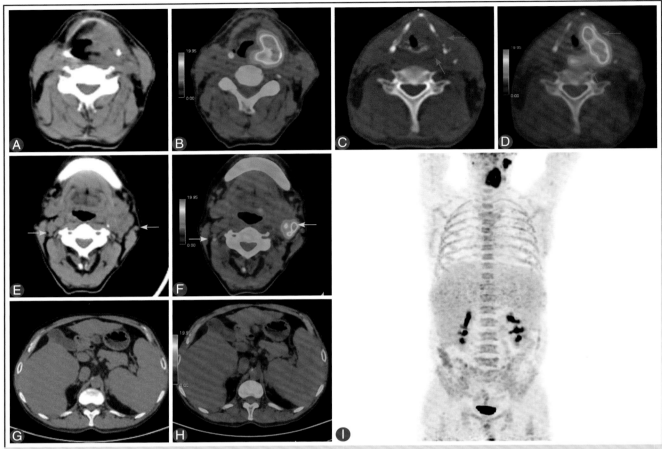

A、B. 分别为会厌层面横断面 CT 软组织窗及 PET/CT 融合图像；C、D. 分别为环杓关节层面横断面 CT 骨窗及 PET/CT 融合图像，红箭头示左侧甲状软骨和环杓关节受累；E、F. 分别为口咽层面横断面 CT 软组织窗及 PET/CT 融合图像，黄箭头示双侧颈 II 区淋巴结的 FDG 摄取增高，较大者位于左侧；G、H. 分别为胆囊层面横断面 CT 软组织窗及 PET/CT 融合图像；I.^{18}F-FDG PET 全身 MIP 图像。

图 3-6-2　全身 PET/CT 表现

（3）左侧颈 II 和 III 区及右侧颈 II 区多发淋巴结的 FDG 摄取增高，SUV$_{max}$=10.8，较大者位于左侧颈 II 区，短径约 1.8 cm，增强后呈环形强化（图 3-6-3 K ~ 图 3-6-3 O，图 3-6-3 Q，图 3-6-3 T，黄箭头），考虑为淋巴结转移可能性大。

3. 临床分期及依据

（1）TNM 分期 T4aN2M0，临床分期 IV A 期。

（2）分期依据：

　　1）左侧梨状窝肿块，最大径约 4.2 cm，超过 4 cm，累及甲状软骨和环杓关节；

　　2）左侧颈总动脉、椎前筋膜未见明显受累征象；

　　3）双侧颈部多个淋巴结的 FDG 摄取增高，左侧淋巴结明显肿大并坏死，考虑为转移可能性大，但最大径未超过 6 cm；

　　4）频闪喉镜示半喉固定；

　　5）病理证实为鳞状细胞癌。

【病理特点】

（1）术中所见：左侧梨状窝广基膨出肿物，表面不光滑，有血性分泌物附着，质脆，易出血。

（2）HE 染色病理结果：黏膜重度慢性炎症（左侧梨状窝），部分鳞状上皮可见中重度异型增生伴

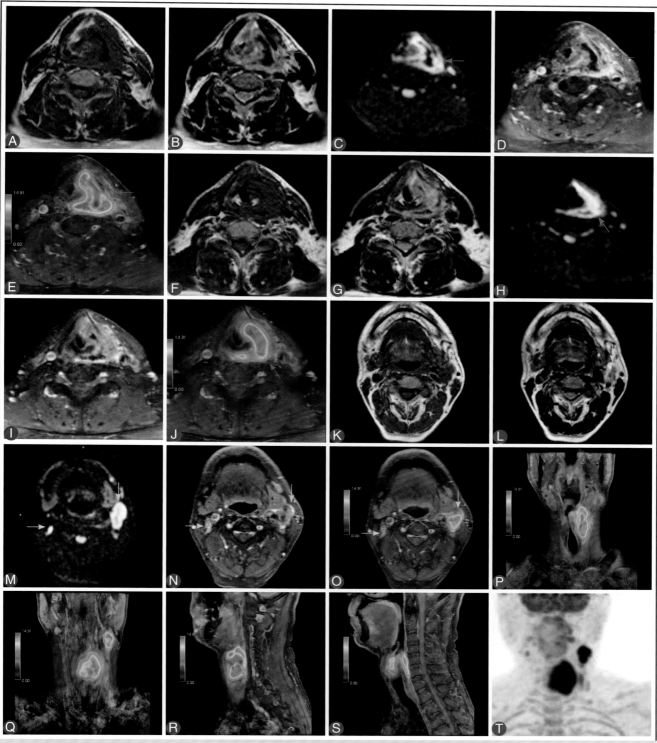

A ~ E. 分别为梨状窝层面横断面 T_1WI、T_2WI、DWI（b=800 s/mm²）、T_1WI 增强、PET/T_1WI 增强融合图像，红箭头示左侧梨状窝肿块并累及会厌左侧、喉后壁、左侧杓会厌皱襞和梨状窝；F ~ J. 分别为环杓关节层面横断面 T_1WI、T_2WI、DWI（b=800 s/mm²）、T_1WI 增强、PET/T_1WI 增强融合图像，红箭头示左侧声门区、环后区、左侧甲状软骨和环杓关节受累，肿块毗邻左侧颈总动脉，椎前筋膜连续；K ~ O. 分别为口咽层面横断面 T_1WI、T_2WI、DWI（b=800 s/mm²）、T_1WI 增强、PET/T_1WI 增强融合图像，黄箭头示双侧颈 Ⅱ 区多个淋巴结 FDG 摄取增高，左侧淋巴结明显肿大并坏死；P、Q. 分别为喉室层面、颈深淋巴结层面冠状面 PET/T_1WI 增强融合图像；R、S. 分别为病灶最大层面、椎体层面矢状面 PET/T_1WI 增强融合图像；T. ^{18}F-FDG PET 颈部 MIP 图像。

图 3-6-3 颈部 PET/MRI 表现

癌变（鳞状细胞癌）。

（3）免疫组化：CK（＋）、*P63*（＋）、EGFR（＋）、*P53*（－）、Ki-67（约 30%）（图 3-6-4）。

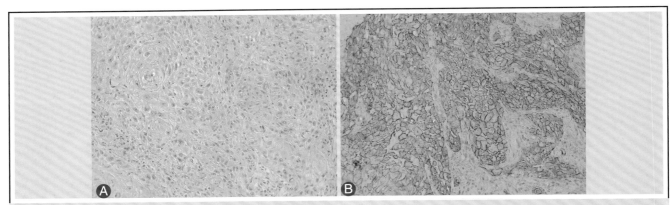

A. 镜下示肿瘤细胞呈巢状排列，细胞异型性显著，可见核分裂相（HE，×200）；B. EGFR 阳性表达（免疫组化法，×200）。

图 3-6-4　病理表现

【治疗方案及预后情况】

（1）患者行支撑喉镜下咽肿物活检术。

（2）病理结果示下咽鳞状细胞癌，临床分期为 Ⅳ A 期，行 TPF 方案化疗（紫杉醇第 1 天 240 mg，奈达铂第 2 ~ 4 天 50 mg，替加氟第 2 ~ 6 天 1 g）。

（3）化疗第 1 周期第 3 天患者出现无明显诱因大量、间断呕血（200 mL 左右），纤维喉镜见下咽活动性出血，考虑患者酒精性肝硬化病史，行急诊胃镜排除胃食管静脉曲张破裂出血，但胃、食管未见明显出血或食管静脉曲张表现，考虑为肿瘤出血；患者经禁食、静脉及局部应用止血药物后出血停止。

（4）后化疗中断，患者自行出院。

（5）随访至术后 4 月余去世。

【临床关注点及解析】

（1）肿瘤是否侵犯甲状软骨：影像学显示肿瘤侵犯左侧甲状软骨和环杓关节。

（2）该患者临床分期较晚，手术完整切除较困难，采取诱导化疗后缩小病灶范围手术，争取保全喉功能。

（3）颈部淋巴结转移情况：PET 显示双侧颈部多个 FDG 摄取增高的淋巴结，MRI 显示左侧部分淋巴结明显肿大并坏死，提示双侧淋巴结转移。

【病例小结】

（1）左侧梨状窝型下咽癌，并广泛累及周围结构。

（2）影像学显示甲状软骨及环杓关节受侵，MRI 及 PET 显示椎前筋膜未见受累，T 分期为 T4a。

（3）双侧颈部多个淋巴结的 FDG 摄取增高，左侧淋巴结明显肿大并坏死，具有典型的转移征象，但均未超过 6 cm，N 分期为 N2。

（4）全身 PET/CT 扫描未见明显肿瘤远处转移征象，但可见明显的肝硬化和脾大改变，可帮助明确患者全身情况。

病例 7　查体发现喉咽肿物伴持续性声嘶 2 月余，左颈部淋巴结肿大

【临床表现】

（1）患者男性，53 岁，查体发现喉咽肿物伴持续性声嘶 2 月余，无咳嗽、咳痰、咽喉疼痛、痰中带血或呼吸困难。

（2）体征：发音嘶哑，吞咽正常，左侧颈部可扪及明显肿大淋巴结。

（3）频闪喉镜与窄带成像内镜：左侧梨状窝及杓会厌皱襞广基肿物，表面不光滑，大小约 2.0 cm × 2.0 cm，肿物活动度差，遮挡声门，左杓固定，右杓运动正常（图 3-7-1）。

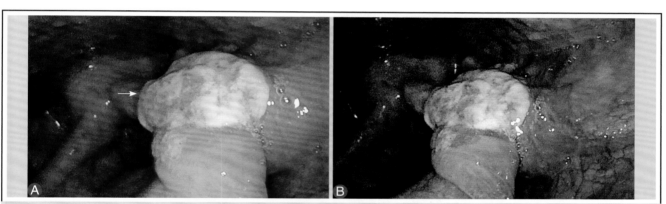

A. 频闪喉镜示左侧梨状窝及杓会厌皱襞广基肿瘤（箭头），左侧声带被遮挡；B. 窄带成像内镜示肿瘤表面杂乱增粗的血管分布。

图 3-7-1　频闪喉镜与窄带成像内镜

（4）颈淋巴结超声：左侧颈部多发肿大淋巴结。

【影像学表现】

1. 全身 PET/CT 表现

（1）左梨状窝和杓会厌皱襞可见软组织肿块，CT 值约 40 HU，长径约 1.5 cm，FDG 摄取增高，$SUV_{max}=12.7$；病变累及部分喉后壁及会厌软骨左侧游离缘（图 3-7-2 A，图 3-7-2 B，红箭头）。

（2）邻近舌骨、其余喉软骨、颈椎等骨质未见明显异常（图 3-7-2 C，图 3-7-2 D）。

（3）双侧颈部可见多发淋巴结，短径均 < 0.5 cm，FDG 摄取未见异常（图 3-7-2 A，图 3-7-2 B）。

（4）全身扫描未见明显肿瘤远处转移征象（图 3-7-2 E）。

2. 颈部 PET/MRI 表现

（1）左侧梨状窝可见软组织肿块影，直径约 1.4 cm，T_1WI 呈等信号，T_2WI 呈稍高信号，DWI 呈高信号，$ADC_{min}=0.993 \times 10^{-3}$ mm²/s，$ADC_{mean}=1.440 \times 10^{-3}$ mm²/s，增强扫描呈不均匀强化，FDG 摄取增高，$SUV_{max}=9.9$；喉后壁软组织未见增厚；舌骨、喉软骨未见明显异常（图 3-7-3 A ～图 3-7-3 G）。

（2）双侧颈部可见多发淋巴结，短径均 < 0.5 cm，FDG 摄取未见异常（图 3-7-3 A ～图 3-7-3 G）。

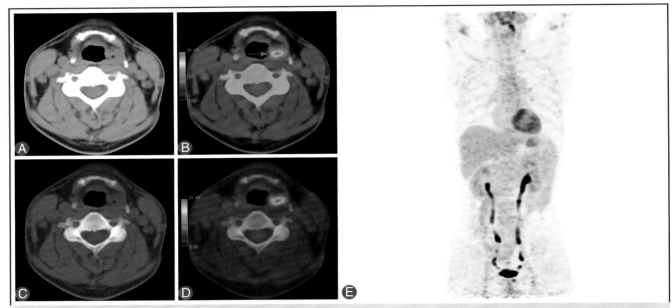

A、B. 分别为杓会厌皱襞层面横断面 CT 软组织窗及 PET/CT 融合图像，红箭头示左侧梨状窝和杓会厌皱襞肿物；C、D. 分别为杓会厌皱襞层面横断面 CT 骨窗及 PET/CT 融合图像；E.^{18}F-FDG PET 全身 MIP 图像。

图 3-7-2　全身 PET/CT 表现

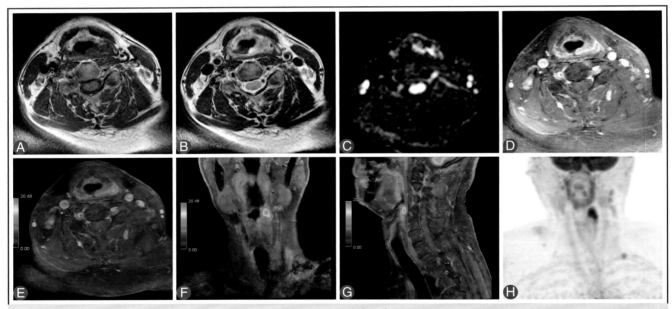

A~D. 分别为杓会厌皱襞层面横断面 T_1WI、T_2WI、DWI（b=800 s/mm²）、T_1WI 增强；E. 杓会厌皱襞层面横断面 PET/T_1WI 增强融合图像；F. 冠状面 PET/T_1WI 增强融合图像；G. 矢状面 PET/T_1WI 增强融合图像；H.^{18}F-FDG PET 颈部 MIP 图像。

图 3-7-3　颈部 PET/MRI 表现

3. 临床分期及依据

（1）TNM 分期 T3N0M0，临床分期Ⅲ期。

（2）分期依据：

　　1）左侧梨状窝肿块，最大径＜ 2 cm，累及左侧梨状窝和杓会厌皱襞等多个解剖亚区；

　　2）喉镜显示左半喉固定；

　　3）双侧颈部淋巴结无转移征象；

　　4）活检病理证实为鳞状细胞癌（中分化）。

【病理特点】

活检病理为中分化鳞状细胞癌（未行手术切除肿瘤）。

【治疗方案及预后情况】

（1）患者行支撑喉下咽肿物活检术确诊后，行化疗（紫杉醇＋奈达铂＋替加氟＋尼妥珠）＋放疗。

（2）活检病理结果示下咽鳞状细胞癌。

（3）随访至首次诊断后 34 个月，仍健在，无复发和转移。

【临床关注点及解析】

（1）肿瘤累及部位与范围：该患者 T 分期为 T3, 化疗后肿瘤缓解，可直接放疗不手术，保全喉功能。

（2）颈部淋巴结转移：体格检查示左侧颈部可扪及明显肿大淋巴结，但影像学未见淋巴结转移征象，影像学检查对于淋巴结的评估更客观准确。

【病例小结】

（1）肿瘤体积较小，但累及梨状窝和杓会厌皱襞，FDG 摄取明显增高，全身 PET/CT 及颈部 PET/MRI 对原发肿瘤大小、位置和累及范围的显示及分期一致；而全身成像显示远处组织未见异常 FDG 摄取，提示临床肿瘤无远处转移征象。

（2）双侧颈部未见明显肿大淋巴结，无淋巴结转移，该病例体格检查示左侧颈部可扪及明显肿大淋巴结，应该为假象，影像学检查对于淋巴结的评估更客观准确。

病例 8　咽异物感 1 月余，左颈部淋巴结肿大

【临床表现】

（1）患者男性，63 岁，主诉咽异物感 1 月余，无咳嗽、咳痰、声嘶、咽喉疼痛、痰中带血或呼吸困难。

（2）体征：发音正常，吞咽正常，左侧颈部可扪及明显肿大淋巴结。

（3）频闪喉镜：左侧梨状窝、杓会厌皱襞及环后区广基肿物，表面粗糙，大小约 3.0 cm×3.0 cm，肿物活动度差，双侧声带运动正常。

（4）颈淋巴结超声：双侧颈部多发肿大淋巴结。

【影像学表现】

1. 全身 PET/CT 表现

（1）左侧梨状窝区可见软组织肿块影，长径约 2.3 cm，CT 值约 45 HU，FDG 摄取增高，SUV_{max}=19.5；邻近喉后壁软组织增厚，病变向下累及左侧声带室带，左侧杓环关节形态欠自然。黄箭头示右侧梨状窝稍增厚，较厚处约 1.1 cm，FDG 摄取增高，SUV_{max}=6.3，可疑梨状窝癌（图 3-8-1 A ～图 3-8-1 D）。

（2）邻近舌骨、喉软骨等骨质未见明显异常（图 3-8-1 E, 图 3-8-1 F）。

（3）左侧颈部 Ⅱ 和 Ⅲ 区可见多发肿大淋巴结影，FDG 摄取增高（红箭头），较大者短径约 1.5 cm，SUV_{max}=14.6，右侧颈部未见明显肿大淋巴结（图 3-8-1 D, 图 3-8-1 F, 图 3-8-1 G）。

（4）全身扫描未见远处转移征象。

2. 颈部 PET/MRI 表现

（1）左侧梨状窝及杓会厌皱襞可见软组织肿块影，长径约 2.5 cm，T_1WI 呈等信号，T_2WI 呈等稍高信号，

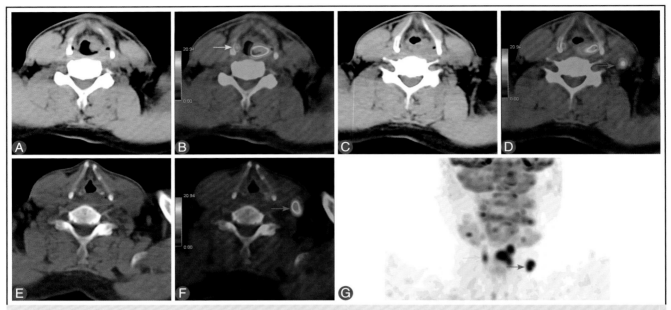

A、B. 分别为杓会厌皱襞层面横断面 CT 软组织窗及 PET/CT 融合图像；C、D. 分别为甲状软骨层面横断面 CT 软组织窗及 PET/CT 融合图像；E、F. 分别为甲状软骨层面横断面 CT 骨窗及 PET/CT 融合图像；G. ^{18}F-FDG PET 颈部 MIP 图像，红箭头示左侧颈Ⅲ区 1 枚肿大淋巴结，FDG 摄取增高，黄箭头示右侧梨状窝摄取增高，可疑梨状窝癌。

图 3-8-1　全身 PET/CT 表现

DWI 呈高信号，ADC_{min}=0.694×10^{-3} mm²/s，ADC_{mean}=1.400×10^{-3} mm²/s，增强后病变中等均匀强化，FDG 摄取增高，SUV_{max}=14.8；邻近喉后壁软组织增厚，病变向下累及左侧声带、室带、喉后壁软组织，左侧杓环关节形态欠自然。黄箭头示右侧梨状窝增厚，较厚处约 1.1 cm，FDG 摄取明显增高，SUV_{max}=5.1。舌骨、喉软骨未见明显异常（图 3-8-2 A ～图 3-8-2 H）。

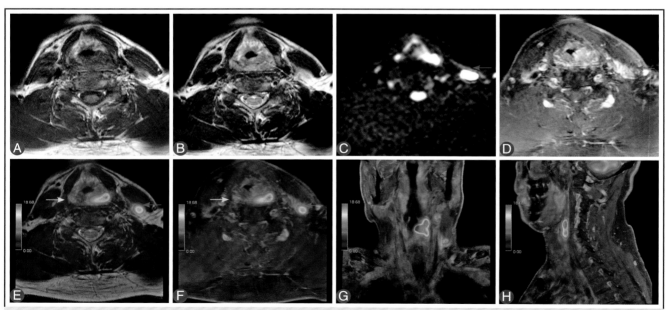

A ～ D. 分别为杓会厌皱襞层面横断面 T₁WI、T₂WI、DWI（b=800 s/mm²）、T₁WI 增强；E、F. 分别为杓会厌皱襞层面横断面 T₂WI 及横断面 PET/T₁WI 增强融合图像，黄箭头示右侧梨状窝摄取明显增高，红箭头示左侧颈Ⅲ区可见 1 枚肿大淋巴结，DWI 呈高信号，增强扫描强化程度较均匀，FDG 明显摄取增高；G. 肿物最大截面层面冠状面 PET/T₁WI 增强融合图像；H. 椎体层面矢状面 PET/T₁WI 增强融合图像。

图 3-8-2　颈部 PET/MRI 表现

（2）红箭头示左侧颈部Ⅱ和Ⅲ区可见多发淋巴结影，部分肿大，较大者短径约 1.5 cm，T$_1$WI 呈等信号，T$_2$WI 呈等稍高信号，DWI 呈高信号，信号均匀，增强后均匀强化，FDG 摄取明显增高（图 3-8-2 C ~ 图 3-8-2 F）。

3. 临床分期及依据

（1）TNM 分期 T2N2bM0，临床分期Ⅳ A 期。

（2）分期依据：

1）双侧梨状窝肿块，左侧肿块最大径＜ 4 cm，累及范围包括左侧声带、室带、喉后壁软组织等多个解剖亚区，右侧肿块最大径＜ 2 cm；

2）左侧颈部Ⅱ和Ⅲ区可见多发肿大淋巴结，较大者短径约 1.5 cm，DWI 呈高信号，FDG 摄取明显增高；

3）病理证实为双侧梨状窝鳞状细胞癌（左侧中分化，右侧低分化）。

【病理特点】

（1）病理诊断：鳞状细胞癌。

（2）免疫组化：CK（+）、P63（+）、P40（+）、P16（-）、P53（+）、Ki-67（约 40%）（图 3-8-3）。

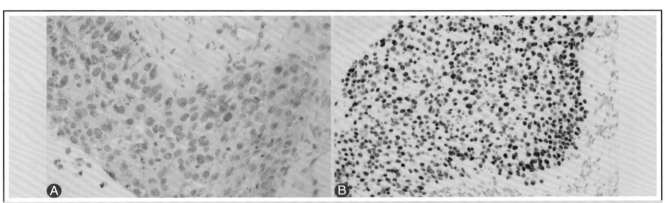

A. 镜下示肿瘤细胞呈巢状排列，细胞异型性显著（HE，×200）；B. 镜下示肿瘤细胞 P40 弥漫强阳性表达（免疫组化 SP 法，×200）。

图 3-8-3　病理表现

【治疗方案及预后情况】

（1）患者行支撑喉镜下右侧梨状窝肿物切除术 + 左侧下咽探查取组织活检术 + 放疗。

（2）术后病理示：鳞状细胞癌（左侧梨状窝，中分化）；低分化鳞状细胞癌（右侧下咽肿物）。

（3）随访至首次诊断后 17 个月，新发现颈部淋巴结转移（具体位置不详）；随访至首次诊断后 27 个月，去世。

【临床关注点及解析】

（1）肿瘤累及部位与范围：该患者 T 分期为 T2，术中右侧肿瘤为外生型，浸润较浅；左侧肿物是外生型，影像学显示肿瘤累及左侧梨状窝、杓会厌皱襞及环后区，属于梨状窝 + 环后区型，术中考虑左侧肿物累及范围较广，右侧肿物较为局限，所以只行右侧肿物切除术 + 左侧下咽探查取活检术，术后放疗。

（2）颈部淋巴结转移：影像学检查示左侧颈部Ⅱ和Ⅲ区可见多发肿大淋巴结，DWI 呈高信号，且代谢显像示 FDG 摄取增高，考虑为转移，但该患者未行颈部淋巴结清扫，下咽肿物术后一并放疗。

【病例小结】

（1）全身 PET/CT 及颈部 PET/MRI 对左侧下咽原发肿瘤的位置、大小、局部累及情况显示较一致；对于右侧梨状窝癌，CT 及 MRI 仅显示右侧梨状窝稍增厚及强化，未见明确肿物，但 PET 显示右侧梨状窝摄取增高，可疑癌症，病理证实为梨状窝癌，表明 PET/CT 和 PET/MRI 对较小下咽癌在显示和诊断方面的重要性。

（2）左侧颈部 Ⅱ 和 Ⅲ 区可见多发肿大淋巴结，CT 呈等密度，MRI 上 T_2WI 和增强扫描未见中央坏死改变，但 DWI 呈高信号和 PET 显示 FDG 摄取增高，高度提示为转移，显示出 DWI 和 PET 对于判断密度或信号均匀的淋巴结是否为转移具有重要性。

病例 9 声嘶、吞咽哽咽感、活动后轻度憋气 3 月余，右颈部淋巴结肿大

【临床表现】

（1）患者男性，50 岁，主诉声嘶、吞咽哽咽感、活动后轻度憋气 3 月余。

（2）体征：发音嘶哑，吞咽正常，右侧颈部可扪及肿大淋巴结。

（3）频闪喉镜与窄带成像内镜：右侧梨状窝及杓会厌皱襞广基肿物，表面不平，大小约 3.0 cm×2.0 cm，肿物活动度差，右侧半喉固定，左杓运动正常（图 3-9-1）。

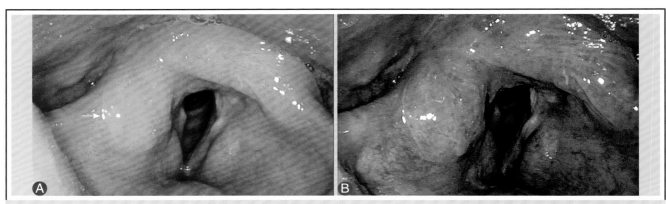

A. 频闪喉镜示右侧梨状窝及杓会厌皱襞广基肿瘤（箭头）；B. 窄带成像内镜示肿瘤表面疏密相间的血管分布。

图 3-9-1　频闪喉镜与窄带成像内镜

（4）颈淋巴结超声：右侧颈部多发肿大淋巴结。

【影像学表现】

1. 全身 PET/CT 表现

（1）右侧杓会厌皱襞及梨状窝可见软组织密度肿块影，长径约 3.6 cm，CT 值约 46 HU，FDG 摄取明显增高，$SUV_{max}=16.9$；局部喉腔缩窄变形，病变向下累及声门区，右侧声带居中、固定，右侧会厌前间隙及右侧喉旁间隙模糊（图 3-9-2 A，图 3-9-2 B）。

（2）邻近舌骨、喉软骨、颈椎等骨质未见明显异常（图 3-9-2 C，图 3-9-2 D）。

（3）右侧颈部 Ⅱ～Ⅳ 区可见多发肿大淋巴结，较大者短径约 1.3 cm，FDG 摄取明显增高，$SUV_{max}=11.5$（图 3-9-2 B，图 3-9-2 D，图 3-9-2 E，红箭头示其中 1 枚淋巴结），考虑为淋巴结转移可能性大。

（4）全身扫描未见明显远处转移征象（图 3-9-2 E）。

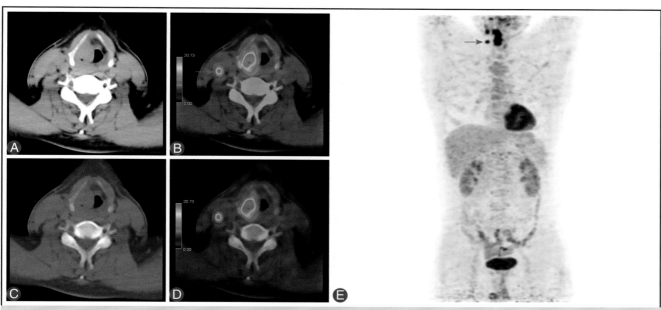

A、B. 分别为甲状软骨层面横断面 CT 软组织窗及 PET-CT 融合图像；C、D. 分别为甲状软骨层面横断面 CT 骨窗及 PET/CT 融合图像；E. ^{18}F-FDG PET 全身 MIP 图，右侧颈部Ⅱ～Ⅳ区可见 3 枚肿大淋巴结（红箭头示其中 1 枚淋巴结），放射性摄取明显增高。

图 3-9-2　全身 PET/CT 表现

2. 颈部 PET/MRI 表现

（1）右侧梨状窝区见不规则软组织影，长径约 3.7 cm，T_1WI 呈稍低信号，T_2WI 呈稍高信号，DWI 呈高信号，ADC_{min}=0.707×10^{-3} mm^2/s，ADC_{mean}=1.310×10^{-3} mm^2/s，增强扫描明显强化，FDG 摄取增高，SUV_{max}=17.6；病变边界不清，向后累及喉后壁、右侧环杓关节，向下累及声门、声门下，MRI 显示肿瘤向外累及右侧甲状软骨，PET 显示右侧甲状软骨未见异常摄取。左侧杓会厌皱襞软组织增厚，左侧梨状窝及会厌前间隙显示清晰，形态良好，喉后壁软组织未见增厚。舌骨、其余喉软骨未见明显异常（图 3-9-3 A ～图 3-9-3 L）。

（2）右侧颈部Ⅱ～Ⅳ区可见多发肿大淋巴结影，T_1WI 增强显示环形强化，FDG 摄取明显增高，较大者短径约 1.3 cm（图 3-9-3 E ～图 3-9-3 H）。

3. 临床分期及依据

（1）TNM 分期 T3N2bM0，临床分期Ⅳ A 期。

（2）分期依据：

　　1）右侧梨状窝肿块，最大径＜ 4 cm，累及范围包括喉后壁、右侧环杓关节、声门及声门下等多个解剖亚区，MRI 显示右侧甲状软骨受累，而 CT 显示骨质未见破坏，PET 显示甲状软骨未见异常摄取；

　　2）喉镜显示右半喉固定；

　　3）右侧颈部Ⅱ～Ⅳ区见 3 枚肿大淋巴结，最大径均＜ 6 cm；

　　4）病理证实为鳞状细胞癌，黏膜组织、横纹肌组织内见多灶癌组织浸润，部分区邻近甲状软骨，但未见明显侵犯；右颈部Ⅱ～Ⅳ区可见 3 枚淋巴结转移。

【病理特点】

（1）病理诊断：低分化鳞状细胞癌。

（2）免疫组化：*P63*（+）、CK5/6（+）、Ki-67（约 40%）、*P53*（-）、EGFR（-）、*P16*（-）（图 3-9-4）。

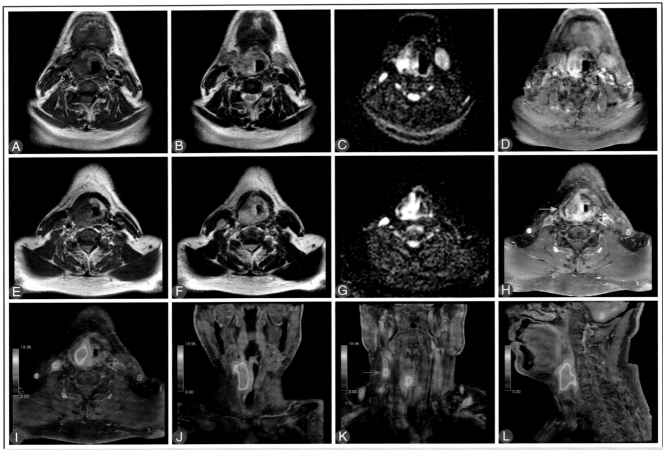

A ~ D. 分别为杓会厌皱襞层面横断面 T₁WI、T₂WI、DWI（b=800 s/mm²）、T₁WI 增强；E ~ H. 分别为甲状软骨层面横断面 T₁WI、T₂WI、DWI（b=800 s/mm²）、T₁WI 增强，黄箭头示右侧甲状软骨可见强化，可疑肿瘤侵犯；I. 甲状软骨层面横断面 PET/T₁WI 增强融合图像示右侧甲状软骨未受侵；J、K. 冠状面 PET/T₁WI 增强融合图像，右侧颈 Ⅱ ~ Ⅳ 区见 3 枚肿大淋巴结（红箭头示其中 1 枚），FDG 摄取明显增高；L. 矢状面 PET/T₁WI 增强融合图像。

图 3-9-3　颈部 PET/MRI 表现

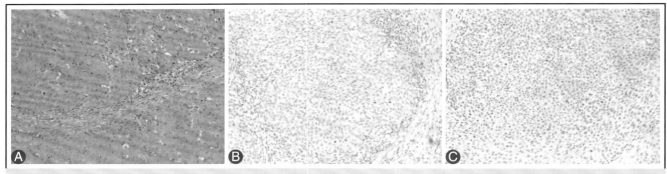

A. 镜下示肿瘤细胞呈巢状排列，细胞异型性显著，可见核分裂相（HE，×200）；B. 肿瘤细胞 EGFR 阴性表达（免疫组化 SP 法，×200）；C. 肿瘤细胞 P53 阴性表达（免疫组化 SP 法，×200）。

图 3-9-4　病理表现

【治疗方案及预后情况】

（1）患者行右侧垂直部分喉切除 + 下咽部分切除 + 右颈 Ⅱ ~ Ⅳ 区淋巴结清扫 + 气管切开术。

（2）术后病理示右侧梨状窝、声带、杓区黏膜组织、横纹肌组织内见多灶癌组织浸润，部分区邻近甲状软骨，但未见明显侵犯；右颈 Ⅱ ~ Ⅳ 区淋巴结 23 枚，其中 3 枚可见转移（3/23）。

（3）随访至首次诊断后 8 个月，发现颅脑、肺、骨转移。随访至首次诊断后 14 个月，去世。

【临床关注点及解析】

（1）肿瘤累及部位与范围：该患者 T 分期为 T3，术中肿瘤呈溃疡型，喉后壁、右侧环杓关节、声门及声门下、可疑癌组织侵犯甲状软骨；考虑肿瘤侵犯范围较广，且累及甲状软骨，所以行右侧部分喉 + 下咽切除；MRI 显示右侧甲状软骨异常强化，可疑转移，CT 显示骨质未见破坏，PET 未见异常摄取，术中可疑肿瘤侵犯甲状软骨，但病理结果显示肿瘤未侵犯甲状软骨，MRI 出现了假阳性，术前应该结合 CT、MRI 和 PET 结果综合评估。

（2）颈部淋巴结转移：影像学表现为右侧颈部 Ⅱ ~ Ⅳ区可见 3 枚肿大淋巴结，T_1WI 增强显示环形强化，且代谢显像显示 FDG 摄取增高，考虑为转移可能性大，病理证实为颈部淋巴结转移，影像与病理相符合。

【病例小结】

（1）该病例中肿瘤累及范围较大，CT 显示甲状软骨未见破坏，MRI 增强扫描显示异常强化，而 PET 显示未见异常摄取，病理结果显示肿瘤并未侵犯甲状软骨，推测可能为炎性反应导致的 MRI 假阳性结果，应结合 CT、MRI 和 PET 结果综合评估甲状软骨是否为肿瘤侵犯。

（2）右侧颈部 Ⅱ ~ Ⅳ区可见 3 枚肿大淋巴结，T_1WI 增强显示环形强化，且 FDG 摄取增高，考虑为淋巴结转移可能性大，术后病理证实为转移，与术前判断一致。

病例 10　左颈部肿物 4 个月，进行性肿大 1 周

【临床表现】

（1）患者男性，50 岁，主诉无明显诱因发现左颈部肿物 4 个月，进行性肿大 1 周。无声嘶、咳嗽、咳痰、咽喉疼痛、痰中带血或呼吸困难。

（2）体征：发音正常，吞咽正常，左侧颈部可扪及质硬肿物，大小约 5.0 cm × 4.0 cm，活动度差。

（3）频闪喉镜与窄带成像内镜：左侧梨状窝见广基膨出肿物，大小约 3.0 cm × 2.0 cm，肿物活动度差，双侧声带任克水肿，双侧声带运动正常（图 3-10-1）。

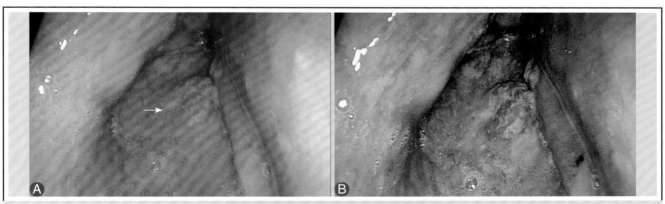

A. 频闪喉镜示左侧梨状窝广基肿瘤（箭头）；B. 窄带成像内镜示肿瘤表面杂乱增粗的血管分布。

图 3-10-1　频闪喉镜与窄带成像内镜

（4）颈淋巴结超声：左侧颈部多发肿大淋巴结伴融合。

【影像学表现】

1. 全身 PET/CT 表现

（1）左侧颈部胸锁乳突肌内侧颈血管间隙可见 1 个不规则形软组织肿物影，边界欠清，长径约 3.6 cm，CT 值约 35 HU，FDG 摄取增高，$SUV_{max}=12.7$，病变与胸锁乳突肌分界不清，颈总动脉和颈内静脉受压移位（图 3-10-2 A，图 3-10-2 B）；双侧颈部未见其他淋巴结肿大。

（2）左侧梨状窝变浅，可见不规则扁平形软组织肿块，FDG 摄取略增高，左侧杓会厌皱襞略增厚，厚约 1.0 cm，FDG 摄取未见异常（图 3-10-2 C，图 3-10-2 D）。

（3）邻近舌骨、喉软骨、颈椎等骨质未见异常（图 3-10-2 E，图 3-10-2 F）。

（4）全身扫描未见远处转移征象（图 3-10-2 G）。

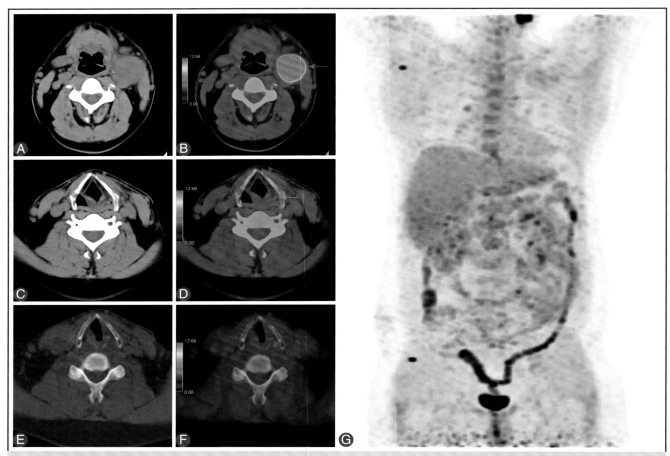

A、B. 分别为会厌层面横断面 CT 软组织窗及 PET/CT 融合图像，红箭头示左侧颈部胸锁乳突肌内侧颈血管间隙可见 1 个不规则形软组织肿块，FDG 摄取明显增高；C、D. 分别为梨状窝层面横断面 CT 软组织窗及 PET/CT 融合图像，蓝箭头示左侧梨状窝变浅，可见不规则扁平形软组织肿块，FDG 摄取略增高；E、F. 分别为甲状软骨层面横断面 CT 骨窗及 PET/CT 融合图像；G. ^{18}F-FDG PET 全身 MIP 图。

图 3-10-2　全身 PET/CT 表现

2. 颈部 PET/MRI 表现

（1）左侧颈部胸锁乳突肌内侧颈血管间隙可见 1 个不规则形软组织肿物影，边界欠清，长径约 3.6 cm，T_1WI 呈略低信号，T_2WI 呈不均匀略高信号，DWI 呈明显高信号，$ADC_{min}=0.898 \times 10^{-3}$ mm^2/s，$ADC_{mean}=1.420 \times 10^{-3}$ mm^2/s，病变与胸锁乳突肌分界不清，FDG 摄取增高，$SUV_{max}=9.9$（图 3-10-3 A ～ 图 3-10-3 E）；双侧颈部未见其他明显肿大的淋巴结。

（2）左侧梨状窝不规则扁平形软组织肿块，FDG 摄取略增高，$SUV_{max}=3.0$，左侧杓会厌皱襞略增厚，较厚处约 1.2 cm（图 3-10-3 F ~ 图 3-10-3 J）。

（3）舌骨、喉软骨未见明显异常。

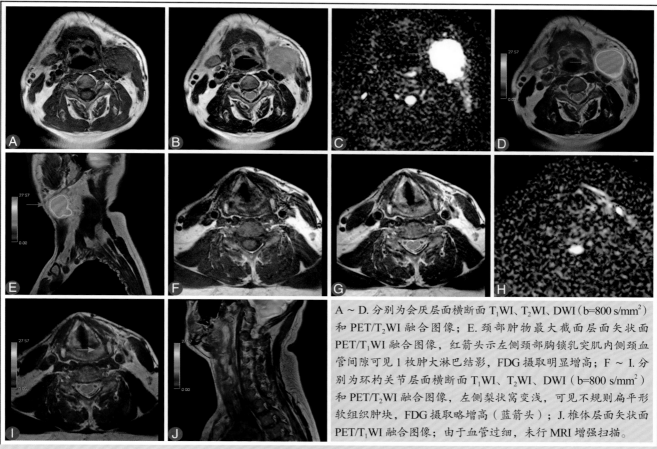

A ~ D. 分别为会厌层面横断面 T_1WI、T_2WI、DWI（b=800 s/mm²）和 PET/T_2WI 融合图像；E. 颈部肿物最大截面层面矢状面 PET/T_1WI 融合图像，红箭头示左侧颈部胸锁乳突肌内侧颈血管间隙可见 1 枚肿大淋巴结影，FDG 摄取明显增高；F ~ I. 分别为环杓关节层面横断面 T_1WI、T_2WI、DWI（b=800 s/mm²）和 PET/T_2WI 融合图像，左侧梨状窝变浅，可见不规则扁平形软组织肿块，FDG 摄取略增高（蓝箭头）；J. 椎体层面矢状面 PET/T_1WI 融合图像；由于血管过细，未行 MRI 增强扫描。

图 3-10-3 颈部 PET/MRI 表现

3. 临床分期及依据

（1）TNM 分期 T1N2M0，临床分期 Ⅳ A 期。

（2）分期依据：

1）左侧梨状窝不规则软组织肿块，FDG 摄取略增高，病灶 < 2 cm，累及范围仅限于左侧梨状窝内，PET/CT 显示病变不明显，PET/MRI 显示病变较为清楚；

2）左侧颈部见 1 枚明显肿大淋巴结，3 cm < 最大径 < 6 cm；

3）病理证实为左侧梨状窝鳞状细胞癌，脂肪结缔组织内可见 1 枚鳞状细胞癌结节。

【病理特点】

（1）病理诊断：鳞状细胞癌。

（2）免疫组化：*P16*（-）、*P53*（+）、Ki-67（20%）、*P63*（+）（图 3-10-4）。

【治疗方案及预后情况】

（1）患者行左侧梨状窝癌加部分喉切除术 + 左颈部淋巴结清扫术 + 受侵犯的胸锁乳突肌切除术 + 气管切开术 + 放疗。

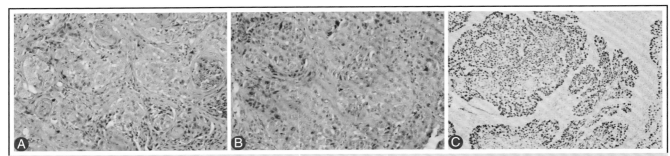

A、B. 镜下示肿瘤细胞呈巢状排列，细胞异型性显著，核质比高，核仁清晰，可见点灶状坏死（HE，×200）；C. 镜下示肿瘤细胞 P63 弥漫强阳性表达（免疫组化 SP 法，×200）。

图 3-10-4　病理表现

（2）术后病理示（左颈部根治性颈清标本）：脂肪结缔组织内可见 1 枚鳞状细胞癌结节，大小约 4.5 cm×4 cm。左梨状窝黏膜组织，被覆上皮重度异型增生伴癌变及浅浸润，肿瘤未累及甲状软骨。

（3）随访至首次诊断后 20 个月，仍健在，无复发和转移。

【临床关注点及解析】

（1）肿瘤累及部位与范围：该患者 T 分期为 T1，影像学显示左侧梨状窝不规则肿块，较扁平，术中见肿瘤呈外生型，浸润很浅，切除肿块和部分喉。

（2）颈部淋巴结转移：影像学表现左侧胸锁乳突肌内侧缘颈血管间隙 1 枚较大的淋巴结（大小约 4.5 cm×4 cm，> 3 cm），FDG 摄取明显增高，考虑为淋巴结转移，病理证实为转移。

【病例小结】

（1）该病例以颈部淋巴结肿大为主诉，PET/CT 和 PET/MRI 显示左侧颈血管间隙较大的代谢明显增高的肿块，而全身 PET/CT 仅显示左梨状窝变浅和不规则扁平形软组织肿块，显示欠佳，颈部 PET/MRI 对不规则扁平形软组织肿块显示较清楚，优于 PET/CT；如果对左梨状窝肿块的显示和判断不准确，左侧颈血管间隙较大的肿块可能不会考虑为淋巴结转移，而考虑为其他病变。因此，对于颈部淋巴结分布区的肿块，应该仔细观察和评估下咽部和头颈部其他部位是否有原发肿瘤，如果发现有病变，颈部肿块应该首先考虑为淋巴结转移。

（2）影像学检查示左侧胸锁乳突肌内侧颈血管间隙肿块，FDG 摄取明显增高，结合左侧梨状窝不规则病变，应首先考虑为淋巴结转移。

病例 11　咽部异物感伴间歇性声嘶 20 余天，右颈部淋巴结肿大

【临床表现】

（1）患者男性，57 岁，主诉咽部异物感伴间歇性声嘶 20 余天，无咳嗽、咳痰、咽喉疼痛、痰中带血或呼吸困难。

（2）体征：发音稍嘶哑，吞咽正常，右侧颈部可扪及肿大淋巴结。

（3）频闪喉镜与窄带成像内镜：右侧梨状窝及杓会厌皱襞广基肿物，表面粗糙，大小约 3.0 cm×2.0 cm，肿物活动度差，右侧声带及右杓运动受限、半喉固定，左侧声带及左杓运动正常（图 3-11-1）。

（4）颈淋巴结超声：双侧颈部可见多发肿大淋巴结。

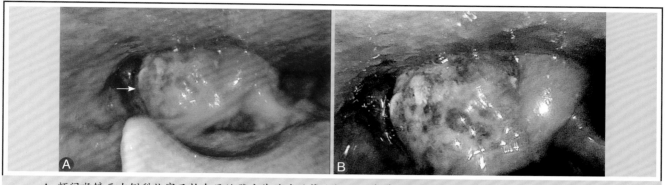

A. 频闪喉镜示右侧梨状窝及杓会厌皱襞广基肿瘤（箭头）；B. 窄带成像内镜示肿瘤表面杂乱增粗的血管分布。

图 3-11-1　频闪喉镜与窄带成像内镜

【影像学表现】

1. 全身 PET/CT 表现

（1）右侧杓会厌皱襞及梨状窝可见不规则肿物影，边界欠清，长径约 3.0 cm，CT 值约 50 HU，FDG 摄取明显增高，$SUV_{max}=29.0$；病变累及右侧喉旁间隙（图 3-11-2 A，图 3-11-2 B）。

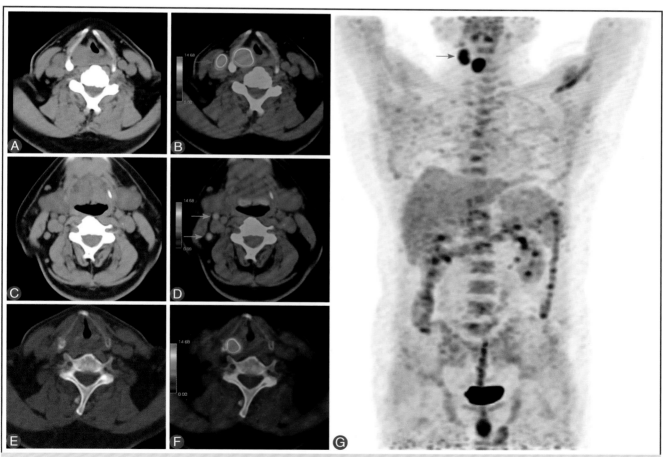

A、B. 分别为杓会厌皱襞层面横断面 CT 软组织窗及 PET/CT 融合图像，红箭头示右侧颈部Ⅲ区肿大淋巴结，FDG 摄取明显增高，提示为转移；C、D. 分别为舌根部层面横断面 CT 软组织窗及 PET/CT 融合图像，蓝箭头示右侧颈部Ⅱ区 2 枚小淋巴结，FDG 摄取略增高，提示为转移可能性大；E、F. 分别为甲状软骨层面横断面 CT 骨窗及 PET/CT 融合图像；G. ^{18}F-FDG PET 全身 MIP 图。

图 3-11-2　全身 PET/CT 表现

51

（2）邻近舌骨、喉软骨、颈椎等骨质未见明显异常（图 3-11-2 E，图 3-11-2 F）。

（3）右侧颈部Ⅱ和Ⅲ区见多发肿大淋巴结：较大者位于右侧颈部Ⅲ区，短径约 1.5 cm，CT 呈等密度，密度均匀，FDG 摄取明显增高，$SUV_{max}=15.5$（图 3-11-2 A，图 3-11-2 B，图 3-11-2 G，红箭头）；颈部Ⅱ区 2 个淋巴结略增大，短径 < 1 cm，CT 呈等密度，FDG 摄取略增高（图 3-11-3 C，图 3-11-2 D，蓝箭头）。

（4）全身扫描未见远处转移征象（图 3-11-2 G）。

2. 颈部 PET/MRI 表现

（1）右侧杓会厌皱襞及梨状窝可见软组织肿块影，边界欠清，长径约 3.2 cm，T_1WI 呈等、低信号，T_2WI 呈等、高信号，信号不均匀，DWI 呈高信号，$ADC_{min}=0.512 \times 10^{-3}$ mm^2/s，$ADC_{mean}=0.964 \times 10^{-3}$ mm^2/s，增强扫描呈中等不均匀强化，FDG 摄取明显增高，$SUV_{max}=15.3$；病变累及右侧室带、喉旁间隙及喉后壁，且与声带分界不清。舌骨、喉软骨未见明显异常（图 3-11-3 A ~ 图 3-11-3 D，图 3-11-3 I ~ 图 3-11-3 L）。

（2）右侧颈部Ⅱ和Ⅲ区可见多发肿大淋巴结影：较大者位于Ⅲ区，短径约 1.7 cm，T_1WI 呈等信号，T_2WI 呈等、高信号，信号不均匀，DWI 呈高信号，增强后不均匀强化，FDG 摄取明显增高（图 3-11-3 A ~ 图 3-11-3 D，图 3-11-3 I，红箭头），另外颈部Ⅱ区 2 个淋巴结略增大，短径 < 1 cm，T_1WI 和 T_2WI 均呈等信号，DWI 呈高信号，增强后均匀强化，FDG 摄取略增高（图 3-11-3 E ~ 图 3-11-3 H，图 3-11-3 J，蓝箭头）。

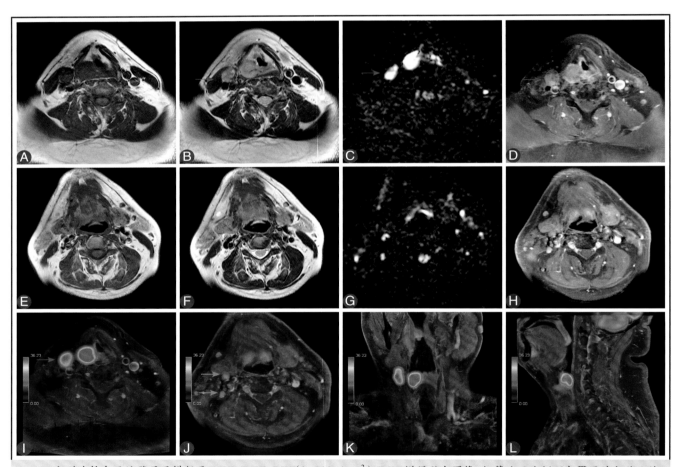

A ~ D. 分别为杓会厌皱襞层面横断面 T_1WI、T_2WI、DWI（b=800 s/mm^2）、T_1WI 增强融合图像，红箭头示右侧颈部Ⅲ区肿大淋巴结，增强扫描呈不均匀强化，FDG 摄取明显增高；E ~ H. 分别为舌根部层面横断面 T_1WI、T_2WI、DWI（b=800 s/mm^2）、T_1WI 增强融合图像，蓝箭头示右侧颈部Ⅱ区 2 枚小淋巴结，增强后均匀强化，FDG 摄取略增高；I. 杓会厌皱襞层面横断面 PET/T_1WI 增强融合图像；J. 舌根部层面横断面 PET/T_1WI 增强融合图像；K. 肿物最大截面层面冠状面 PET/T_1WI 增强融合图像；L. 椎体层面矢状面 PET/T_1WI 增强融合图像。

图 3-11-3　颈部 PET/MRI 表现

3. 临床分期及依据

（1）TNM 分期 T3N2bM0，临床分期ⅣA 期。

（2）分期依据：

　　1）右侧梨状窝肿块，最大径＜ 4 cm，累及范围包括右侧杓会厌皱襞、右侧室带、喉旁间隙及喉后壁等多个解剖亚区；

　　2）喉镜显示右半喉固定；

　　3）右侧颈部Ⅱ和Ⅲ区多个 FDG 摄取增高的淋巴结，最大径＜ 6 cm；

　　4）病理证实为鳞状细胞癌，右侧颈部Ⅱ和Ⅲ区见 3 枚转移淋巴结。

【病理特点】

（1）病理诊断：中低分化鳞状细胞癌。

（2）免疫组化：CK（+）、P40（+）、34βE12（+）、Ki-67（70%）、P16（-）、P53（-）（图 3-11-4）。

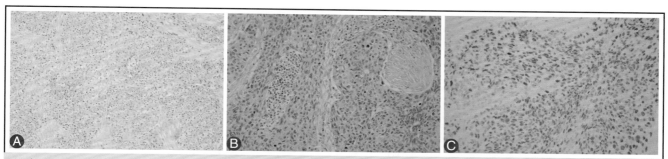

A. 镜下示肿瘤细胞呈巢状排列，细胞异型性显著，部分细胞胞质空亮（HE，×200）；B. 镜下示肿瘤细胞呈巢状排列，细胞异型性显著，可见核分裂相（HE，×200）；C. 镜下示肿瘤细胞 P40 弥漫强阳性表达（免疫组化 SP 法，×200）。

图 3-11-4　病理表现

【治疗方案及预后情况】

（1）患者行部分下咽切除术 + 右侧胸肩峰动脉穿支皮瓣修复术 + 双侧颈部淋巴结清扫术 + 气管切开术 + 放疗。

（2）术后病理：右侧ⅡA 区淋巴结 7 枚，其中 2 枚可见鳞状细胞癌转移（2/7），右侧Ⅲ区淋巴结 12 枚，其中 1 枚可见转移（1/12）。

（3）随访至首次诊断后 20 个月，仍健在，无复发、无转移。

【临床关注点及解析】

（1）肿瘤累及部位与范围：该患者 T 分期为 T3，累及右侧杓会厌皱襞、右侧室带、喉旁间隙及喉后壁等多个解剖亚区，半喉固定，属于梨状窝 + 咽后壁型，术中考虑外生型，所以行部分下咽切除术，保留喉功能；右侧杓黏膜受侵犯，也切除。

（2）颈部淋巴结转移：影像学表现为右侧颈部Ⅲ区较大淋巴结，T_1WI 增强表现为不均匀强化，短径约 1.7 cm，长径未达 3 cm；右侧颈部Ⅱ区 2 枚小淋巴结，仅从 CT 或 MRI 表现来判断（短径＜ 1.0 cm，未见中央坏死区等），不符合转移的诊断标准，但代谢显像显示 FDG 摄取明显增高，考虑为淋巴结转移，N 分期为 N2b，病理证实为转移。

【病例小结】

（1）该病例原发肿瘤体积较大，全身 PET/CT 及颈部 PET/MRI 显像均可清楚显示肿瘤位置、大小、累及范围。

（2）右侧颈Ⅱ区2枚小淋巴结，仅从CT或MRI判断（短径＜1.0 cm，未见中央坏死区等）不符合转移的诊断标准，但代谢显像显示FDG摄取明显增高，病理证实为转移，N分期为N2b；如果没有PET摄取增高，CT或MRI仅显示右侧颈部Ⅲ区1个较大淋巴结符合转移的诊断标准，长径未达3 cm，N分期为N1，因此，PET对于较小淋巴结转移的评估、准确分期和确定颈部淋巴结清扫范围具有重要意义。

病例 12　吞咽困难伴进行性声嘶 4 月余，右颈部淋巴结肿大

【临床表现】

（1）患者男性，56岁，主诉吞咽困难伴进行性声嘶4月余，无咳嗽、咳痰、咽喉疼痛、痰中带血或呼吸困难。

（2）体征：发音嘶哑，吞咽困难，右侧颈部可扪及肿大淋巴结。

（3）频闪喉镜与窄带成像内镜：右侧梨状窝广基膨出肿物，表面粗糙，延及环后区，大小约 2.5 cm × 2.0 cm，肿物活动度差，右侧室带向内膨隆，右侧半喉固定，左侧半喉运动正常（图 3-12-1）。

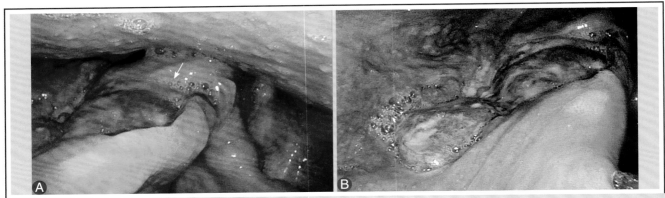

A.频闪喉镜示右侧梨状窝广基肿瘤（箭头），延及环后区；B.窄带成像内镜示肿瘤表面杂乱增粗的血管分布。

图 3-12-1　频闪喉镜与窄带成像内镜

（4）颈淋巴结超声：双侧颈部可见多发肿大淋巴结。

【影像学表现】

1. 全身 PET/CT 表现

（1）右侧梨状窝不规则肿块，周围软组织明显增厚，长径约 2.8 cm，CT 值约 50 HU，肿物欠规整，向咽腔内突出。右侧咽腔外脂肪间隙消失，右侧杓会厌皱襞、室带明显增厚，梨状隐窝受压变窄。FDG 摄取增高，SUV_{max}=22.4（图 3-12-2 C，图 3-12-2 D）。

（2）双侧杓状软骨显示欠佳，甲状软骨右侧局部骨质密度增高，未见明显破坏，舌骨和其余喉软骨、颈椎等骨质未见明显异常（图 3-12-2 E，图 3-12-2 F）。

（3）右侧颈部Ⅱ区见 1 枚肿大淋巴结影，短径约 1.8 cm，密度不均匀，FDG 摄取明显增高（图 3-12-2 A，图 3-12-2 B，红箭头）；右侧颈部Ⅲ区见 1 枚稍小淋巴结影，短径约 0.6 cm，FDG 摄取增高（图 3-12-2 C ～图 3-12-2 F，蓝箭头）。

（4）全身扫描未见远处转移征象（图 3-12-2 G）。

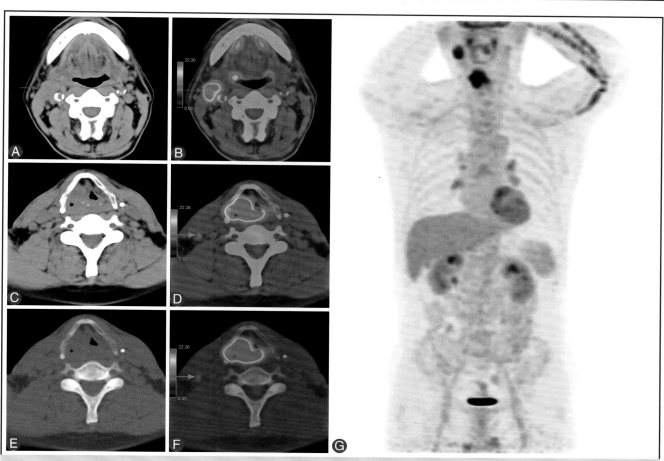

A、B. 分别为舌根部横断面 CT 软组织窗及 PET/CT 融合图像，红箭头示右侧颈部Ⅱ区可见 1 枚肿大淋巴结，FDG 摄取明显增高；C、D. 分别为梨状窝层面横断面 CT 软组织窗及 PET/CT 融合图像；E、F. 分别为梨状窝层面横断面 CT 骨窗及 PET/CT 融合图像，蓝箭头示右侧颈部Ⅲ区可见 1 枚小淋巴结，FDG 摄取稍增高；G. ^{18}F-FDG PET 全身 MIP 图像。

图 3-12-2　全身 PET/CT 表现

2. 颈部 PET/MRI 表现

（1）右侧梨状窝壁明显增厚并见软组织肿块影，长径约 3.0 cm，T_1WI 呈稍低信号，T_2WI 呈稍高信号，表面欠规整，累及右侧杓会厌皱襞、喉旁间隙、室带、声带、喉后壁，与会厌分界不清，增强后中等不均匀强化，DWI 呈高信号，ADC_{min}=0.521 × 10^{-3} mm^2/s，ADC_{mean}=1.120 × 10^{-3} mm^2/s，FDG 摄取增高，SUV_{max}=22.0。甲状软骨右侧呈受压改变，信号未见明显异常，舌骨、其余喉软骨未见明显异常（图 3-12-3 A ~ 图 3-12-3 D，图 3-12-3 I，图 3-12-3 K，图 3-12-3 L）。

（2）右侧颈部Ⅱ区可见 1 枚肿大淋巴结影（红箭头），短径约 2.1 cm，FDG 摄取增高，SUV_{max}=15.8（图 3-12-3 E ~ 图 3-12-3 H，图 3-12-3 J）；右侧颈部Ⅲ区可见 1 枚小淋巴结（蓝箭头），短径约 0.6 cm，FDG 摄取略增高（图 3-12-3 A ~ 图 3-12-3 D，图 3-12-3 I）。

3. 临床分期及依据

（1）TNM 分期 T3N2bM0，临床分期Ⅳ A 期。

（2）分期依据：

　　1）右侧梨状窝肿块，最大径＜ 4 cm，累及范围包括右侧杓会厌皱襞、喉旁间隙、声门区等多个解剖亚区；

　　2）喉镜示右半喉固定；

　　3）右侧颈部Ⅱ区和Ⅲ区 2 枚淋巴结转移可能性大；

　　4）病理证实为鳞状细胞癌，肿瘤累及右侧梨状窝及右侧会厌前间隙，右侧颈Ⅱ A、Ⅲ区可见 2 枚肿瘤转移。

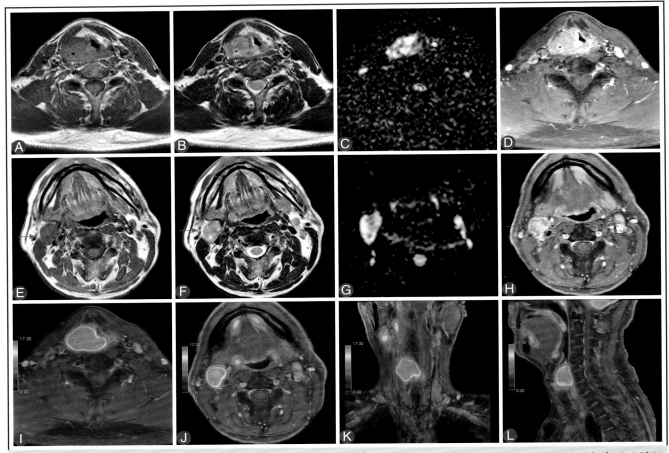

A～D. 分别为梨状窝层面横断面 T_1WI、T_2WI、DWI（b=800 s/mm²）、T_1WI 增强融合图像；E～H. 分别为舌根部层面横断面 T_1WI、T_2WI、DWI（b=800 s/mm²）、T_1WI 增强，红箭头示右侧颈部Ⅱ区可见 1 枚肿大淋巴结，增强扫描呈不均匀强化，FDG 摄取增高；I. 梨状窝层面横断面 PET/T_1WI 增强融合图像，蓝箭头示右侧颈部Ⅲ区可见 1 枚小淋巴结，FDG 摄取略增高；J. 舌根部层面横断面 PET/T_1WI 增强融合图像；K. 肿物最大截面（冠状面）PET/T_1WI 增强融合图像；L. 肿物最大截面层面（矢状面）PET/T_1WI 增强融合图像。

图 3-12-3 颈部 PET/MRI 表现

【病理特点】

（1）病理诊断：中低分化鳞状细胞癌。

（2）免疫组化：CK（+）、CK5/6（+）、*P16*（-）、*P40*（+）、*P53*（++）、*P63*（+）、Ki-67（60%）、EGFR（+）（图 3-12-4）。

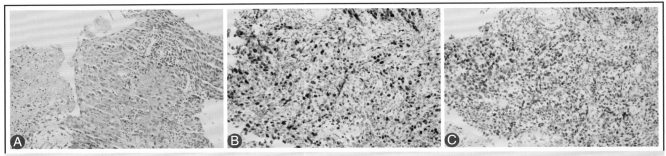

A. 镜下示肿瘤细胞呈巢状排列，细胞异型性显著，核质比高，核仁清晰，可见灶状坏死（HE，×200）；B.Ki67 免疫组化染色显示肿瘤细胞增殖活跃（免疫组化 SP 法，×200）；C. 镜下示肿瘤细胞 *P63* 弥漫强阳性表达（免疫组化 SP 法，×200）。

图 3-12-4 病理表现

【治疗方案及预后情况】

（1）患者行全喉切除术 + 双侧颈清扫（双侧颈部Ⅱ～Ⅳ区）+ 气管造瘘术。

（2）术后病理示右侧梨状窝鳞状细胞癌（中低分化），大小约 4 cm×3 cm×2 cm，肿瘤累及右侧会厌前间隙、双侧声室带、双侧环甲间隙、左侧会厌前间隙、前联合、游离骨及甲状软骨未见肿瘤累及，脉管未见瘤栓，神经未见侵犯，下、前、后、左、右切缘未见肿瘤。黏膜慢性炎症（左杓切缘、食管前壁、杓间区、右梨状窝）；右侧颈部Ⅲ区淋巴结 8 枚，可见癌转移（1/8）；右侧颈部Ⅱ A 区淋巴结 9 枚，可见癌转移（1/9）。术后放疗。

（3）随访至首次诊断后 19 个月，仍健在，未见复发和转移。

【临床关注点及解析】

（1）肿瘤累及部位与范围：该患者 T 分期为 T3，喉镜观察是溃疡型，累及杓会厌皱襞、右侧梨状窝、右侧会厌前间隙等多个解剖亚区，属于梨状窝型，CT 可疑癌组织侵犯甲状软骨；考虑肿瘤侵犯范围较广，且累及甲状软骨，所以行全喉切除术，未保留喉功能。

（2）颈部淋巴结转移：影像学表现为右侧颈部Ⅱ区可见 1 枚肿大淋巴结，代谢显像示 FDG 摄取增高，考虑为转移淋巴结可能性大，右侧颈部Ⅲ区可见 1 枚小淋巴结影，仅从形态学判断（短径 < 1.0 cm，未见中央坏死区等）不符合转移瘤诊断标准，但代谢显像所示 FDG 摄取略增高，可疑转移，病理证实有转移，影像与病理相符合。

【病例小结】

（1）该病例肿瘤体积较大，累及范围较广，PET/MRI 显示肿瘤累及右侧杓会厌皱襞、喉旁间隙、声门区等，而病理证实该病灶只累及右侧会厌前间隙，双侧声室带、双侧环甲间隙、左侧会厌前间隙、前联合、游离骨及甲状软骨未见肿瘤累及，影像学累及范围较病灶实际累及范围大，应警惕过度分期。该病例造成甲状软骨受侵的假阳性可能是由于：①肿瘤周围炎症反应，导致骨吸收与新骨形成，在 CT 上表现为骨质密度增高、骨质硬化；②该病灶摄取较高，导致伪彩范围较大遮盖甲状软骨，形成甲状软骨受侵的假象。甲状软骨的侵犯在下咽癌中既是重点，又是难点，应结合 CT、MRI 一起评估。CT 评估甲状软骨受累的征象主要为侵蚀、破坏或喉外肿瘤扩散。只有在 T_2WI 或增强图像上喉软骨与肿瘤信号强度相似，肿瘤侵犯的可能性才较大，而信号高于肿瘤的情况可能为炎症。

（2）右侧颈部Ⅱ区可见 1 枚肿大淋巴结，FDG 摄取明显增高，为淋巴结转移；右侧颈部Ⅲ区可见 1 枚小淋巴结影，形态学不符合淋巴结转移表现，但 FDG 摄取略增高，可疑淋巴结转移，病理证实 2 枚淋巴结均为转移。

病例 13　吞咽疼痛 1 年余，右颈部淋巴结肿大

【临床表现】

（1）患者男性，65 岁，主诉吞咽疼痛 1 年余，无咳嗽、咳痰、声嘶、痰中带血或呼吸困难。

（2）体征：神清，呼吸平稳，发音正常，吞咽受限，右侧颈部可扪及肿大淋巴结。

（3）频闪喉镜与窄带成像内镜：右侧梨状窝、杓会厌皱襞及环后区广基膨出肿物，表面粗糙，大小约 2.5 cm×2.0 cm，肿物活动度差，双杓运动正常（图 3-13-1）。

（4）颈淋巴结超声：右侧颈部可见多发肿大淋巴结。

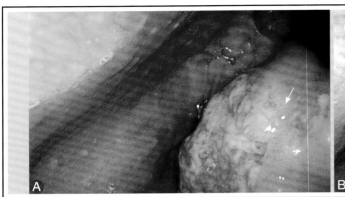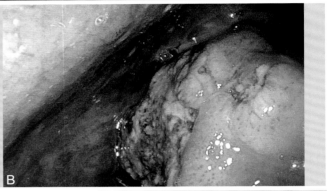

A. 频闪喉镜示右侧梨状窝、杓会厌皱襞及环后区广基膨出肿物（箭头），表面粗糙；B. 窄带成像内镜示肿瘤表面杂乱增粗的血管分布。

图 3-13-1　频闪喉镜与窄带成像内镜

【影像学表现】

1. 全身 PET/CT 表现

（1）右侧梨状窝及环后区软组织肿块影，CT 值约 37 HU，长径约 1.8 cm，FDG 摄取增高，SUV_{max}=21.5，病变累及右侧杓会厌皱襞（图 3-13-2 A，图 3-13-2 B，红箭头）。

（2）肿块与右侧甲状软骨关系密切，FDG 未见异常摄取（图 3-13-2 C，图 3-13-2 D，蓝箭头），余喉软骨和颈椎等骨质未见明显受侵征象。

（3）右侧颈Ⅱ区可见肿大淋巴结，大小约 3.3 cm×1.7 cm×1.3 cm，密度不均匀，内部可见低密度坏死区，FDG 摄取增高，SUV_{max}=13.5，考虑为淋巴结转移（图 3-13-2 E，图 3-13-2 F，黄箭头）；右侧颈Ⅲ区上缘水平可见 1 枚小淋巴结，短径约 0.6 cm，密度均匀，FDG 摄取稍增高，SUV_{max}=3.1，待除外转移（图 3-13-2 A，图 3-13-2 B，黄箭头），颈Ⅲ区下缘水平 1 枚小淋巴结，短径约 0.6 cm，FDG 摄取略增高，SUV_{max}=6.1，待除外转移（图 3-13-2 G，图 3-13-2 H，黄箭头）；右侧颈Ⅴ区可见 1 枚小淋巴结，短径约 0.6 cm，FDG 摄取略增高，SUV_{max}=5.9，待除外转移（图 3-13-2 I，图 3-13-2 J，黄箭头）。

（4）全身扫描未见远处转移征象（图 3-13-2 K）。

2. 颈部 PET/MRI 表现

（1）右侧梨状窝及环后区软组织肿块影，长径约 2.0 cm，T_1WI 呈等低信号，T_2WI 呈等、高信号，DWI 呈稍高信号，ADC_{min}=0.678×10^{-3} mm²/s，ADC_{mean}=1.580×10^{-3} mm²/s，FDG 摄取增高，SUV_{max}=22.1，增强后 T_1WI 显示病变中度不均匀强化，累及右侧杓会厌皱襞（图 3-13-3 A ~ 图 3-13-3 G）。

（2）右侧甲状软骨形态和信号未见明显异常，FDG 未见异常摄取（图 3-13-3 H ~ 图 3-13-3 J，红箭头）。

（3）椎前筋膜信号可见；邻近颈动脉和颈内静脉未见累及（图 3-13-3 A ~ 图 3-13-3 G）。

（4）右侧颈Ⅱ区可见肿大淋巴结，大小约 3.7 cm×2.2 cm×1.5 cm，增强扫描呈环形强化，环壁厚薄不均，FDG 摄取明显增高，SUV_{max}=14.3，与颈内静脉分界不清，考虑为转移（图 3-13-3 K ~ 图 3-13-3 P，蓝箭头）；右侧颈Ⅲ区下界水平可见 1 枚肿大淋巴结，短径约 1.0 cm，增强扫描强化欠均匀，中央可见低信号无强化区，FDG 摄取增高，SUV_{max}=9.3，待除外转移（图 3-13-3 P ~ 图 3-13-3 T，黄箭头），右侧颈Ⅲ区、Ⅴ区可见多发小淋巴结，增强扫描强化较均匀，多枚淋巴结 FDG 摄取增高（图 3-13-3 M ~ 图 3-13-3 P，图 3-13-3 S，图 3-13-3T，白箭头），其中 SUV_{max}=6.9，待除外转移。

3. 临床分期及依据

（1）TNM 分期 T2N2bM0，临床分期ⅣA 期。

（2）分期依据：

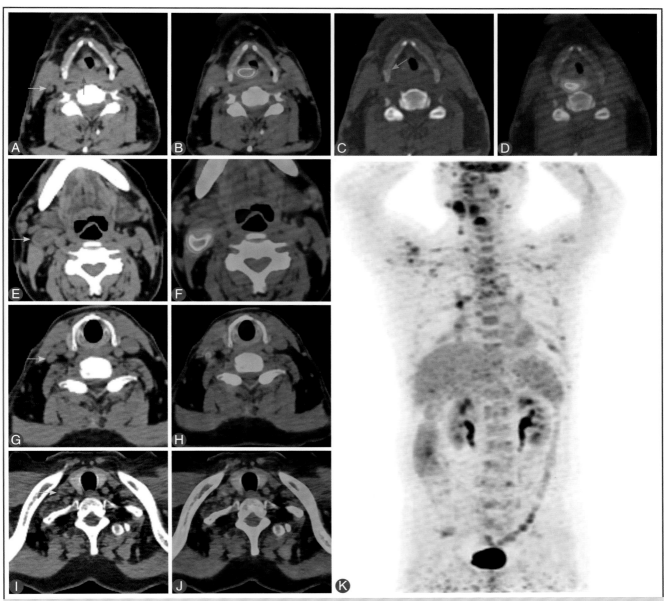

A、B. 分别为梨状窝层面横断面 CT 软组织窗及 PET/CT 融合图像，红箭头示右侧环后区肿块影，黄箭头示颈Ⅲ区可见1枚小淋巴结，对应 FDG 摄取稍增高；C、D. 分别为甲状软骨层面横断面 CT 骨窗及 PET/CT 融合图像，蓝箭头示肿块紧邻右侧甲状软骨，但甲状软骨未见明显侵蚀，FDG 摄取未见明显增高；E、F. 分别为会厌层面横断面 CT 软组织窗及 PET/CT 融合图像，黄箭头示右侧颈Ⅱ区可见肿大淋巴结，内部可见低密度坏死区，FDG 摄取明显增高，考虑转移性淋巴结；G、H. 分别为环状软骨层面横断面 CT 软组织窗及 PET/CT 融合图像，黄箭头示右侧颈Ⅲ区可见1枚小淋巴结，FDG 摄取稍增高；I、J. 分别为锁骨层面横断面 CT 软组织窗及 PET/CT 融合图像，黄箭头示右侧颈Ⅴ区可见1枚小淋巴结，FDG 摄取稍增高；K. ^{13}F-FDG PET 全身 MIP 图像。

图 3-13-2　全身 PET/CT 表现

　　1）右侧梨状窝肿块，最大径为 2.0 cm，< 4 cm；

　　2）肿块侵犯右侧杓会厌皱襞及环后区；

　　3）肿瘤与喉软骨紧邻，喉软骨未受侵；

　　4）右侧颈Ⅱ区肿大淋巴结，中央有坏死区，3.0 cm <最大径< 6.0 cm，FDG 摄取增高，右侧颈Ⅲ区下界水平1枚短径 1.0 cm 淋巴结，增强扫描强化欠均匀，FDG 摄取增高，考虑转移可能性大；右侧颈部多枚小淋巴结，FDG 轻度摄取增高，考虑为慢性炎性淋巴结可能性大，待除外转移；

　　5）全身远处器官无转移；

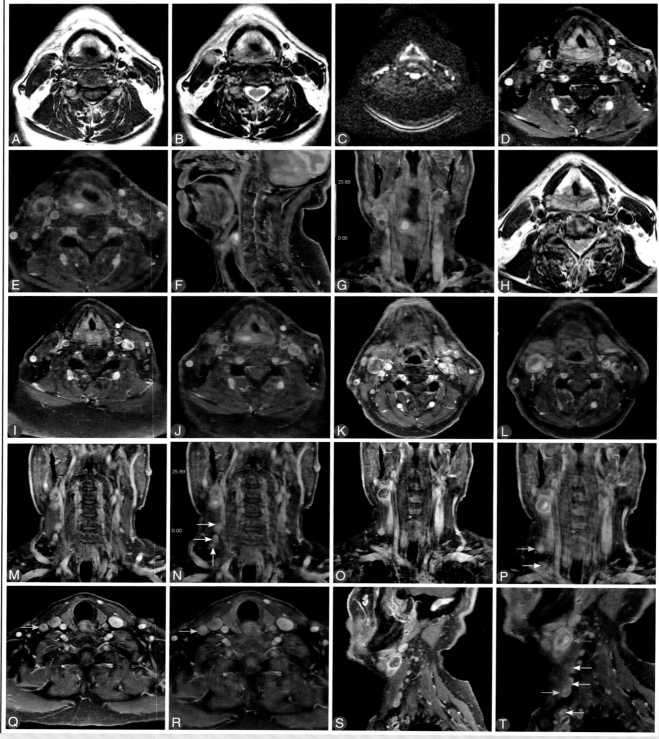

A ～ D. 分别为梨状窝层面横断面 T_1WI、T_2WI、DWI（b=800 s/mm^2）、T_1WI 增强；E. 与图 D 同一层面 PET/T_1WI 增强融合图像；F、G. 分别为正中矢状面、冠状面 PET/T_1WI 增强融合图像；H ～ J. 分别为甲状软骨层面横断面 T_2WI、T_1WI 增强及 PET/T_1WI 增强融合图像，红箭头示右侧甲状软骨形态、信号未见明显异常；K、L. 分别为会厌层面横断面 T_1WI 增强、PET/T_1WI 增强融合图像，蓝箭头示右侧Ⅱ区肿大淋巴结，FDG 摄取明显增高，考虑转移；M、N. 分别为冠状面 T_1WI 增强、PET/T_1WI 增强融合图像；O、P. 分别为经椎体前缘冠状面 T_1WI 增强、PET/T_1WI 增强融合图像；Q、R. 分别为环状软骨下缘层面横断面 T_1WI 增强、PET/T_1WI 增强融合图像；S、T. 分别为右侧颈淋巴链层面矢状面 T_1WI 增强、PET/T_1WI 增强融合图像，黄箭头示右侧颈Ⅲ区下界水平 1 枚肿大淋巴结，FDG 摄取增高，待除外转移，白箭头示右侧颈部多发小淋巴结，FDG 稍摄取增高。

图 3-13-3　颈部 PET/MRI 表现

6）病理证实为鳞状细胞癌，右侧Ⅱ区、Ⅲ区分别可见 1 枚淋巴结转移。

【病理特点】

（1）术中及冰冻切片所见：右杓黏膜组织为慢性炎症，局部被覆鳞状上皮，可见重度异型增生及原位癌变，局部浸润，左杓少许黏膜组织，被覆上鳞状上皮增生；右颈Ⅱ区肿大淋巴结，并与颈内静脉粘连。

（2）HE 染色病理示：（右杓及梨状窝）中分化鳞状细胞癌。

（3）免疫组化瘤细胞：Ki-67（约 60%）、CK（+）、P16（-）、P40（+）、P53（弱 +）、P63（+）、EGFR（-）（图 3-13-4）。

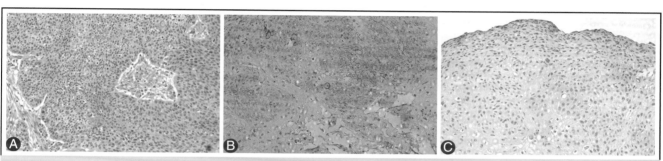

A. 镜下示肿瘤细胞异型性较显著，可见核分裂相（HE，×200）；B. 镜下示肿瘤细胞呈巢状，肿瘤细胞胞浆淡染，胞核未见染色，EGFR 表达阴性（免疫组化 SP 法，×200）；C. 镜下示肿瘤细胞呈巢状，肿瘤细胞胞浆呈浅黄色染色，胞核未见染色，P53 表达弱阳性（免疫组化 SP 法，×200）。

图 3-13-4 病理表现

【治疗方案及预后情况】

（1）患者行支撑喉镜下咽肿物活检术 + 下咽肿物切除术 + 部分喉切除 + 术右颈淋巴结清扫术 + 气管切开术。

（2）术后病理示：中分化鳞状细胞癌（右杓及梨状窝），侵及黏膜固有层深部，肿瘤局部紧邻侧切缘，切缘未见肿瘤，右颈Ⅱ和Ⅲ区淋巴结 2 枚，为转移。

（3）术后行放疗 33 次、化疗 2 次，定期复查喉镜。

（4）随访至首次术后 27 个月，无复发、转移，仍健在。

【临床关注点及解析】

（1）保留喉功能的关键是浸润深度，影像学显示该患者肿瘤浸润较浅，侵及黏膜固有层。

（2）能否完整切除：频闪喉镜观察是外生型，影像学显示肿瘤累及右侧杓会厌皱襞及环后区，属于梨状窝外生型，在术中完整切除。

（3）右杓未受侵犯，术中保留喉功能。

（4）颈部淋巴结是否转移及分期：影像学显示颈Ⅱ区明显肿大淋巴结，短径 > 3 cm，增强扫描呈环形强化，中央可见坏死区，PET/CT、PET/MRI FDG 摄取均明显增高，考虑转移；颈Ⅲ区下界水平 1 枚淋巴结，PET/CT、PET/MRI FDG 摄取稍增高，考虑为转移。另外，右侧颈部多枚小淋巴结，中央未见坏死，但 FDG 摄取稍增高，考虑为慢性炎性淋巴结可能性大，待除外转移。

（5）术后需采取综合治疗。

【病例小结】

（1）右侧梨状窝型下咽癌，最大径 =2 cm，肿瘤侵犯右侧环后区及杓会厌皱襞，无半喉固定，CT 及 MRI 显示右侧甲状软骨及杓状软骨未见明显受侵征象，PET 未见 FDG 摄取，T 分期为 T2。

（2）双侧颈部多发淋巴结，其中颈Ⅱ区肿大淋巴结，大小（最大径 > 1.5 cm）、形态与边缘（与周围结构边界不清）及强化方式（增强扫描呈环形强化，中央可见坏死区）在 CT 和 MRI 上均符合淋巴结转移的影像学表现，PET/CT、PET/MRI FDG 摄取均明显增高，高度提示恶性，病理证实为转移；颈Ⅲ区下界水平 1 枚短径约 1.0 cm 的淋巴结，增强扫描后强化欠均匀，PET/CT、PET/MRI FDG 摄取稍增高，符合转移性淋巴结影像诊断标准，病理证实为转移。

（3）目前 CT、MRI 诊断颈部淋巴结转移的标准：短径＞ 1.0 cm 或增强扫描显示淋巴结中央坏死。对于短径＜ 1.0 cm 或强化均匀的淋巴结是否有转移，判断较困难，PET/CT 和（或）PET/MRI 可根据 FDG 摄取情况进行定量测量与分析。本例中右侧颈部Ⅲ区淋巴结短径约 1.0 cm，FDG 摄取稍增高，病例证实为转移，但右侧颈部多枚短径＜ 1 cm 的小淋巴结 FDG 摄取稍增高，病理诊断没有转移，因此，PET/CT 和（或）PET/MRI 判断颈部小淋巴结转移有一定优势，但特异度仍然不是很高，即使 FDG 摄取稍增高，也不能明确判断为转移。

病例 14 咽部疼痛伴声音嘶哑加重 3 月余

【临床表现】

（1）患者男性，45 岁，主诉咽部疼痛伴声音嘶哑加重 3 月余。3 月前感冒后出现咽部疼痛，伴进行性声音嘶哑。于当地医院就诊，输入抗生素后症状无明显好转，后未予重视。10 天前出现咳嗽，伴痰多，痰液为白色，有异味，夜间无法入睡。3 天前出现痰中带血，夜间明显。

（2）体征：发音声嘶，吞咽正常，甲状腺不大，左侧颈部可扪及肿大淋巴结。

（3）频闪喉镜与窄带成像内镜：左梨状窝广基膨出肿物，表面粗糙，累及环后区，大小约 4.0 cm×3.0 cm，肿物活动度差，双侧声带水肿，左侧半喉固定，右侧半喉运动正常（图 3-14-1）。

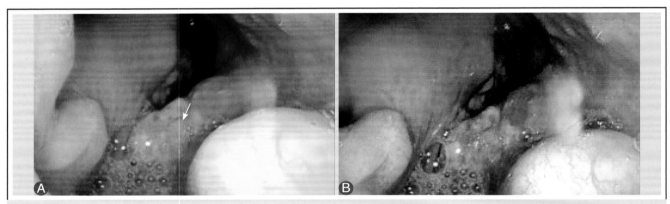

A. 频闪喉镜示左侧梨状窝广基肿瘤，累及环后区（箭头）；B. 窄带成像内镜示肿瘤表面疏密不均的血管分布。

图 3-14-1 频闪喉镜与窄带成像内镜

（4）颈淋巴结超声：左侧颈部可见多发肿大淋巴结。

【影像学表现】

1. 全身 PET/CT 表现

（1）左侧梨状窝和环后区不规则软组织肿块影，最大横截面大小约 2.4 cm×3.9 cm，密度不均匀，内见片状坏死区，病变的 FDG 摄取增高，SUV_{max}=25.7（图 3-14-2 A ～图 3-14-2 C，绿箭头）。

（2）左侧甲状软骨不连续、密度不均匀，为肿瘤侵犯（图 3-14-2 B，图 3-14-2 C，橙箭头），并侵犯喉外软组织，FDG 摄取增高（图 3-14-2 A，图 3-14-2 C，红箭头）；左侧杓状软骨密度增高、边缘毛糙，

FDG 摄取增高（图 3-14-2 D，图 3-14-2 E，橙箭头）。

（3）左侧喉旁间隙软组织肿块影，其内正常脂肪密度消失，FDG 摄取增高（图 3-14-2 A，图 3-14-2 C，黄箭头）；左侧杓会厌皱襞肿胀、增厚，FDG 摄取略增高（图 3-14-2 F，图 3-14-2 G，绿箭头）；食管入口处管壁增厚，FDG 摄取明显增高（图 3-14-2 H，图 3-14-2 I，绿箭头）。

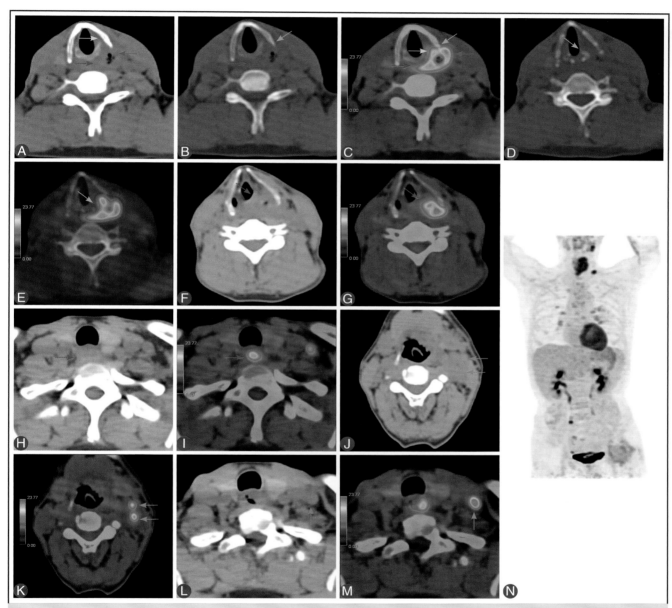

A ~ C. 分别为声门下层面横断面 CT 软组织窗、骨窗与 PET/CT 融合图像，绿箭头示左侧梨状窝和环后区肿块，FDG 摄取增高，其内见斑片状坏死区，坏死区未见 FDG 摄取，黄箭头示左侧喉旁间隙软组织密度影，橙箭头示左侧甲状软骨局部不连续、密度不均匀增高，红箭头示病变突破左侧甲状软骨、向外侵犯喉外软组织，以上受累结构的 FDG 摄取均增高；D、E. 分别为双侧环杓关节层面横断面 CT 骨窗与 PET/CT 融合图像，橙箭头示左侧杓状软骨密度增高、边缘毛糙，FDG 摄取增高；F、G. 分别为双侧杓会厌皱襞层面横断面 CT 软组织窗与 PET/CT 融合图像，绿箭头示左侧杓会厌皱襞肿胀、增厚，FDG 摄取轻度增高；H、L. 食管入口层面横断面 CT 软组织窗；I、M. 食管入口层面 PET/CT 融合图像，绿箭头示食管入口处管壁明显增厚，FDG 摄取明显增高，蓝箭头示左侧颈 V 区肿大淋巴结，FDG 摄取明显增高；J、K. 分别为会厌层面横断面 CT 软组织窗与 PET/CT 融合图像，蓝箭头示左侧颈 Ⅱ 和 Ⅲ 区交界处 2 枚圆形小淋巴结，FDG 摄取增高；N. 冠状位的全身 MIP PET 图像，未见远处转移。

图 3-14-2　全身 PET/CT 表现

（4）左侧颈Ⅱ和Ⅲ区交界处可见 2 枚小淋巴结，CT 上呈等密度，PET/CT 上测量其短径分别约 0.7 cm 和 0.8 cm，FDG 摄取增高，SUV_{max} 分别为 19.5 和 24.1，考虑为淋巴结转移可能性大（图 3-14-2 J，图 3-14-2 K，蓝箭头）；左侧颈 V 区可见 1 个增大的淋巴结影，短径约 1.0 cm，密度较均匀，FDG 摄取明显增高，SUV_{max}=30.0，考虑为淋巴结转移可能性大（图 3-14-2 L，图 3-14-2 M，蓝箭头）。

（5）全身扫描未见明确肿瘤远处转移征象（图 3-14-2 N）。

2. 颈部 PET/MRI 表现

（1）左侧梨状窝和环后区不规则软组织肿块影，最大横截面大小约 3.7 cm × 4.1 cm，T_1WI 呈等信号，T_2WI 呈不均匀高信号，DWI 呈高信号，ADC_{min}=0.808 × 10^{-3} mm^2/s，ADC_{mean}=1.280 × 10^{-3} mm^2/s，增强扫描呈不均匀强化，FDG 摄取增高，SUV_{max}=34.7（图 3-14-3 A ～图 3-14-3 E，绿箭头）。

（2）左侧喉旁间隙及食管入口处管壁增厚，T_1WI 呈等信号，T_2WI 呈略高信号，DWI 呈高信号，增强扫描不均匀强化，FDG 摄取增高（图 3-14-3 A ～图 3-14-3 E，黄箭头；图 3-14-3 K ～图 3-14-3 O，绿箭头）；左侧杓会厌皱襞增厚，T_1WI 呈等信号，T_2WI 呈略高信号，DWI 呈高信号，增强扫描不均匀强化，FDG 摄取略增高（图 3-14-3 F ～图 3-14-3 J，绿箭头）。

（3）病变部分包绕左侧甲状软骨，左侧甲状软骨骨质欠连续，信号不均匀，DWI 呈高信号，增强后可见强化，FDG 摄取增高（图 3-14-3 A ～图 3-14-3 E，橙箭头）；肿瘤向外侵犯喉外软组织，与左侧颈总动脉紧邻，颈总动脉形态及流空信号未见异常，局部 FDG 摄取未见增高（图 3-14-3 A ～图 3-14-3 E，红箭头）；左侧杓状软骨被病变包埋，相应部位的 FDG 摄取增高（图 3-14-3 A ～图 3-14-3 E，紫箭头）。

（4）左侧颈 V 区可见 1 枚较大淋巴结，短径约 1.2 cm，T_1WI 呈等信号，T_2WI 呈不均匀略高信号，DWI 呈高信号，增强后呈不均匀强化，FDG 摄取增高，SUV_{max}=28.7，考虑为淋巴结转移可能性大（图 3-14-3 K ～图 3-14-3 O，蓝箭头）。颈Ⅱ和Ⅲ区交界处可见 2 枚略增大淋巴结影，短径约 1.0 cm，T_1WI 呈等信号，T_2WI 呈等信号，信号欠均匀，DWI 呈高信号，增强后不均匀强化，FDG 摄取增高，SUV_{max} 分别为 25.0 和 30.4，考虑为淋巴结转移可能性大（图 3-14-3 P ～图 3-14-3 S，蓝箭头）。

3. 临床分期及依据

（1）TNM 分期：T4aN2bM0，临床分期：Ⅳ A 期。

（2）分期依据：

1）支撑喉镜下取病理 + 气管切开术证实左梨状窝和环后区肿物为鳞状细胞癌；

2）T 分期：影像学检查显示左梨状窝和环后区软组织肿块，并侵犯左侧甲状软骨及食管入口与喉外软组织，病变虽与左侧颈总动脉紧邻，但未包绕，为 T4a 期；

3）N 分期：影像学检查显示左侧颈 V 区及Ⅱ和Ⅲ区交界处多发淋巴结 FDG 摄取增高，大小均 < 6 cm，符合 N2b 期；

4）M 分期：全身 PET/CT 未见明确转移征象，为 M0 期；

5）临床分期：T4a、N2、M0 为Ⅳ A 期。

【病理特点】

（1）术中所见：左侧梨状窝新生肿物。

（2）HE 染色病理结果：鳞状细胞癌，中分化，肿瘤浸润横纹肌组织。

（3）免疫组化瘤细胞：Ki-67（约 40%）、SMA（－）。

【治疗方案及预后情况】

患者行支撑喉镜下取病理术 + 气管切开术，病理显示鳞癌后，放弃治疗出院，后失访。

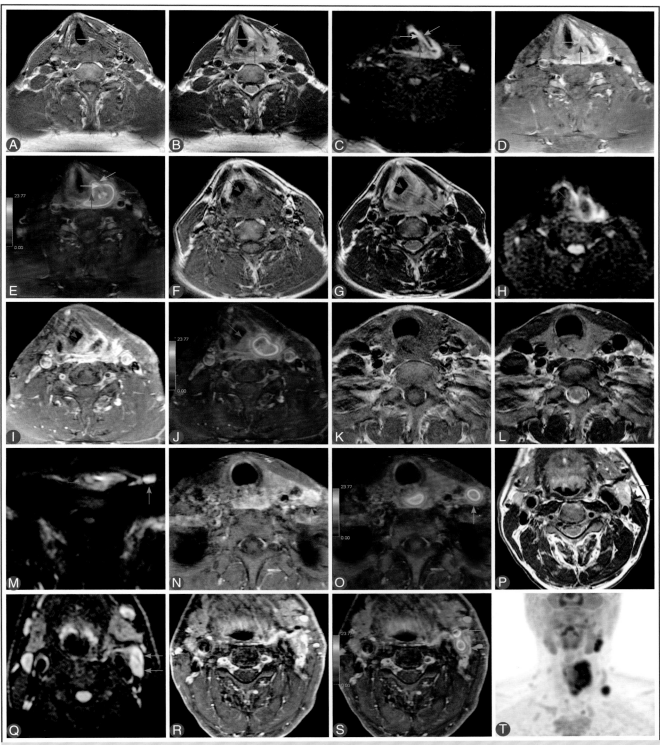

A ~ E. 分别为双侧环杓关节层面横断面 T$_1$WI、T$_2$WI、DWI（b=800 s/mm^2）、T$_1$WI 增强与 PET/T$_1$WI 增强融合图像，绿箭头示环后区左侧占位，FDG 摄取增高，黄箭头示左侧喉旁间隙软组织影，信号不均匀，强化不均匀，橙箭头示病变部分包绕左侧甲状软骨，左侧甲状软骨局部欠连续、信号及强化不均匀，红箭头示病变突破左侧甲状软骨，向外侵犯喉外软组织，紫箭头示左侧杓状软骨被病变包埋，以上受累结构的 FDG 摄取均增高；F ~ J. 分别为双侧杓会厌皱襞层面横断面 T$_1$WI、T$_2$WI、DWI（b=800 s/mm^2）、T$_1$WI 增强与 PET/T$_1$WI 增强融合图像，绿箭头示左侧杓会厌皱襞增厚，信号及强化欠均匀，DWI 呈高信号，FDG 摄取轻度增高；K ~ O. 分别为食管入口层面横断面 T$_1$WI、T$_2$WI、DWI（b=800 s/mm^2）、T$_1$WI 增强与 PET/T$_1$WI 增强融合图像，绿箭头示食管入口处管壁增厚，DWI 呈高信号，增强后不均匀强化，FDG 摄取明显增高，蓝箭头示左侧颈 V 区 1 枚较大淋巴结，信号及强化不均匀，FDG 摄取明显增高，考虑为转移可能性大；P ~ S. 分别为会厌层面横断面 T$_2$WI、DWI（b=800 s/mm^2）、T$_1$WI 增强与 PET/T$_1$WI 增强融合图像，蓝箭头示左侧颈 II 和 III 区交界处 2 枚略增大的淋巴结，FDG 摄取增高；T. 冠状位的颈部 MIP PET 图像。

图 3-14-3　颈部 PET/MRI 表现

【临床关注点及解析】

（1）肿瘤侵犯范围广泛，是否需要行根治性手术。本例患者的肿瘤侵犯了左侧甲状软骨及食管入口与喉外软组织。下咽癌累及颈段食管的处理以根治性手术加术后放疗的综合治疗为主，并有争取保留喉功能的机会。

（2）颈部淋巴结是否转移，是否行颈淋巴结清扫术。影像学检查显示左侧颈Ⅴ区及Ⅱ和Ⅲ区多发淋巴结转移，需行左侧颈清扫术。

【病例小结】

（1）全身 PET/CT 及颈部 PET/MRI 对该病例原发肿瘤位置、大小、局部累及情况显示较一致，CT 显示喉软骨骨质密度增高，MRI 显示喉软骨信号异常，并且 MRI 显示肿瘤侵犯喉旁间隙和喉外软组织等优于 CT。对于肿瘤侵犯食管入口，PET/CT 和 PET/MRI 均清楚显示其 SUV 增高，而 CT 或 MRI 未能明确显示。

（2）影像学检查示左侧颈Ⅱ和Ⅲ区交界处 2 枚短径约 1 cm 的淋巴结，未见中央坏死区，诊断转移的依据不充分，尽管本例未经手术获得淋巴结的病理结果，但 PET 显示其摄取明显增高，转移的可能性较大。

病例 15　咽部不适半年，加重半月余

【临床表现】

（1）患者男性，67 岁，主诉咽部不适半年，加重半月余。半年前无明显诱因出现咽部不适，无咳嗽咳痰，当地医院给予消炎治疗，症状未见好转，半月前出现少量咯血及声嘶。

（2）体征：发音正常，吞咽正常，甲状腺不大，左侧颈部可扪及肿大淋巴结。

（3）频闪喉镜与窄带成像内镜：左侧梨状窝、咽侧壁及咽后壁广基膨出肿物，表面粗糙，大小约 4.0 cm×5.0 cm，肿物活动度差，双侧声带水肿，双杓运动正常（图 3-15-1）。

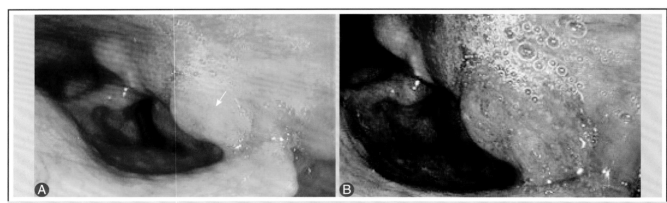

A. 频闪喉镜示左侧梨状窝、咽侧壁及咽后壁广基肿瘤（箭头）；B. 窄带成像内镜示肿瘤表面疏密不均的血管分布。

图 3-15-1　频闪喉镜与窄带成像内镜

（4）颈淋巴结超声：左侧颈部Ⅱ~Ⅴ区多个肿大淋巴结，较大的淋巴结分别约 2.7 cm×1.1 cm（Ⅱ区）、2.5 cm×1.4 cm（Ⅲ区）、2.6 cm×2.1 cm（Ⅴ区），内部回声偏低、不均，部分伴小囊变区，髓质 – 门结构消失，部分血流较丰富。右侧颈部未见明显肿大淋巴结。

【影像学表现】

1. 全身 PET/CT 表现

（1）左侧梨状窝和杓会厌皱襞及咽后壁不规则软组织肿块影，大小约 2.6 cm×4.4 cm，病变密度不均匀，FDG 摄取明显增高，SUV_{max}=23.6（图 3-15-2 A，图 3-15-2 C）。

（2）左侧喉旁间隙可见软组织肿块，FDG 摄取未见增高（图 3-15-2 D，图 3-15-2 E，黄箭头）；环后区左侧部可见软组织密度影，FDG 摄取明显增高（图 3-15-2 D，图 3-15-2 E，绿箭头）。

（3）病变累及邻近左侧甲状软骨、舌骨左侧部，相应部位的 FDG 摄取增高（图 3-15-2 B，图 3-15-2 C，图 3-15-2 F，图 3-15-2 G，橙箭头）。

（4）左侧颈 Ⅱ～Ⅴ区多发肿大淋巴结，部分融合，较大者位于Ⅳ区，短径约 1.6 cm，密度欠均匀，FDG 摄取明显增高，SUV_{max}=39.7（图 3-15-2 K，图 3-15-2 L）；左侧咽后可见 1 枚卵圆形小淋巴结，短径约 0.7 cm，密度较均匀，FDG 摄取增高，SUV_{max}=17.4，转移可能性大（图 3-15-2 H～图 3-15-2 K，蓝箭头）。

（5）全身扫描未见远处转移征象（图 3-15-2 M）。

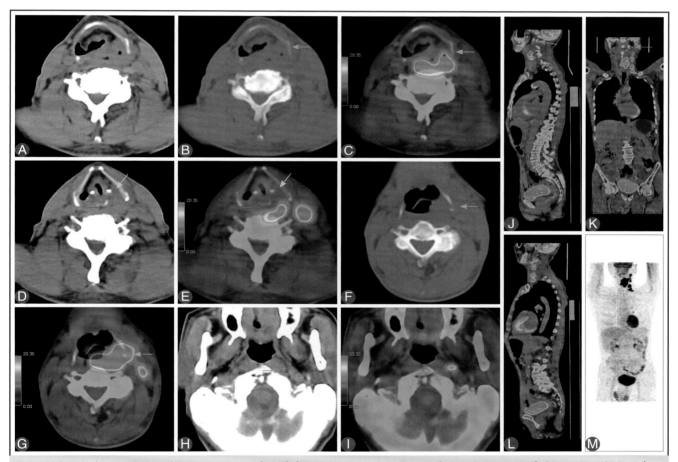

A～C. 左侧杓会厌皱襞层面横断面 CT 软组织窗、骨窗与 PET/CT 融合图像，橙箭头示左侧甲状软骨受侵，FDG 摄取增高；D、E. 分别为甲状软骨层面横断面 CT 软组织窗与 PET/CT 融合图像，黄箭头示左侧喉旁间隙软组织密度影，FDG 未见异常摄取，绿箭头示环后区左侧部充填软组织密度影，FDG 摄取增高；F、G. 分别为舌骨层面横断面 CT 骨窗与 PET/CT 融合图像，橙箭头示舌骨左侧受累，FDG 摄取增高；H、I. 分别为口咽层面横断面 CT 软组织窗与 PET/CT 融合图像，蓝箭头示左侧咽后组小淋巴结，FDG 摄取增高；J～L. 分别为左侧旁正中矢状面、左侧颈血管间隙层面冠状面与矢状面 PET/CT 融合图像，蓝箭头示左侧咽后组小淋巴结，FDG 摄取增高；M. 冠状面的全身 PET MIP 图像。

图 3-15-2　全身 PET/CT 表现

2. 颈部 PET/MRI 表现

（1）左侧梨状窝和杓会厌皱襞及咽后壁不规则软组织肿块影，大小约 3.1 cm × 4.3 cm，T_1WI 呈等信号，T_2WI 呈不均匀略高信号，DWI 呈高信号，$ADC_{min}=0.470 \times 10^{-3}$ mm^2/s，$ADC_{mean}=1.370 \times 10^{-3}$ mm^2/s，增强扫描呈不均匀强化，FDG 摄取明显增高，$SUV_{max}=23.6$（图 3-15-3 A1 ~ 图 3-15-3 A5）。

（2）左侧喉旁间隙见软组织信号影，T_1WI 呈等信号，T_2WI 呈略高信号，DWI 呈高信号，增强扫描不均匀强化，FDG 摄取增高（图 3-15-3 B1 ~ 图 3-15-3 B5，黄箭头）；环后区左侧部软组织增厚，T_1WI 呈等信号，T_2WI 呈略高信号，DWI 呈高信号，增强扫描不均匀强化，FDG 摄取增高（图 3-15-3 C1 ~ 图 3-15-3 C5，绿箭头）。

（3）病变累及左侧甲状软骨、舌骨左侧，相应部位 DWI 呈高信号，增强扫描不均匀强化，FDG 摄取增高（图 3-15-3 A1 ~ 图 3-15-3 A5，图 3-15-3 D1 ~ 图 3-15-3 D5，橙箭头）；病变突破左侧甲状软骨，侵犯邻近喉旁软组织（图 3-15-3 A1 ~ 图 3-15-3 A5，红箭头）。

（4）左侧颈 II ~ V 区多发肿大淋巴结，部分融合，较大者位于 IV 区，短径约 1.6 cm，信号欠均匀，增强后不均匀强化，FDG 摄取明显增高，$SUV_{max}=27.2$（图 3-15-3 F1，图 3-15-3 F2，图 3-15-3 F4，图 3-15-3 F5）；左侧咽后可见一卵圆形小淋巴结，短径约 0.7 cm，T_1WI 呈等信号，T_2WI 呈略高信号，信号较均匀，DWI 呈高信号，增强后中央均匀强化，周边强化更明显，FDG 摄取增高，$SUV_{max}=16.7$，转移可能性大（图 3-15-3 E1 ~ 图 3-15-3 E5，图 3-15-3 F1，图 3-15-3 F3 ~ 图 3-15-3 F5，蓝箭头）。

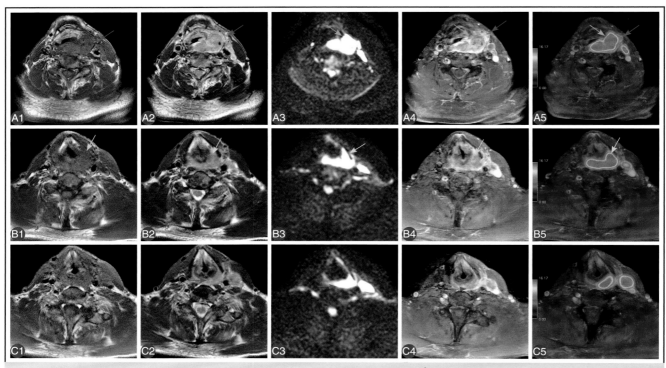

A1 ~ A5. 分别为左侧杓会厌皱襞层面横断面 T_1WI、T_2WI、DWI（b=800 s/mm^2）、T_1WI 增强与 PET/T_1WI 增强融合图像，橙箭头示左侧甲状软骨受累，FDG 摄取增高，红箭头示病变突破左侧甲状软骨，侵犯左侧喉旁软组织；B1 ~ B5. 分别为甲状软骨层面横断面 T_1WI、T_2WI、DWI（b=800 s/mm^2）、T_1WI 增强与 PET/T_1WI 增强融合图像，黄箭头示左侧喉旁间隙受累，FDG 摄取增高；C1 ~ C5. 分别为环后区层面横断面 T_1WI、T_2WI、DWI（b=800 s/mm^2）、T_1WI 增强与 PET/T_1WI 增强融合图像，绿箭头示环后区左侧受累，FDG 摄取增高；

图 3-15-3 颈部 PET/MRI 表现

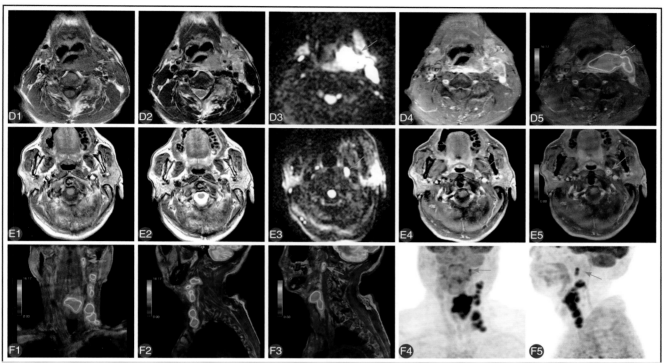

D1 ~ D5. 分别为舌骨层面横断面 T₁WI、T₂WI、DWI（b=800 s/mm²）、T₁WI 增强与 PET/T₁WI 增强融合图像，橙箭头示舌骨左侧受累，FDG 摄取增高；E1 ~ E5. 分别为口咽层面横断面 T₁WI、T₂WI、DWI（b=800 s/mm²）、T₁WI 增强与 PET/T₁WI 增强融合图像，蓝箭头示左侧咽后组卵圆形小淋巴结，FDG 摄取增高；F1 ~ F3. 分别为左侧颈血管间隙层面冠状面、矢状面 PET/T₁WI 增强融合图像与左侧旁正中矢状面 PET/T₁WI 增强融合图像，蓝箭头示左侧咽后组小淋巴结，FDG 摄取增高；F4、F5. 颈部 PET 的冠状面与矢状面 MIP 图像，蓝箭头示左侧咽后组小淋巴结，FDG 摄取增高。

图 3-15-3　颈部 PET/MRI 表现

3. 临床分期及依据

（1）TNM 分期：T4aN2bM0，临床分期：Ⅳ A 期。

（2）分期依据：

1）T 分期为 T4a：影像学检查显示左侧梨状窝和杓会厌皱襞不规则软组织肿块，肿块最大径 >
4 cm，累及多个解剖亚区（包括左侧梨状窝、咽侧壁及环后区），肿瘤侵犯舌骨、环后区及左侧甲状软骨、喉旁间隙、喉旁软组织；

2）N 分期为 N2b：影像学检查显示左侧颈部及咽后组多发淋巴结转移，最大径均 < 6 cm；

3）病理证实为鳞状细胞癌。

【病理特点】

（1）病理诊断：鳞状细胞癌（下咽），低分化，肿瘤侵犯甲状软骨及其前方纤维结缔组织内，未见神经侵犯，各切缘未见肿瘤。左Ⅱ ~ Ⅴ区淋巴结 22 枚，其中 15 枚淋巴结转移（15/22）。

（2）免疫组化：CD31（+）、CK5/6（+）、P40（+）、P63（+）、Ki67 index（约 60%）、P53（-）、P16（-）、EGFR（+）（图 3-15-4）。

【治疗方案及预后情况】

（1）活检病理为下咽鳞状细胞癌，进行 2 周期的 TPF 方案诱导化疗后行左下咽喉肿物切除术 + 颈淋巴结清扫术 + 锁骨上皮瓣修复术 + 气管切开术。

（2）术后病理示下咽低分化鳞状细胞癌，各切缘未见肿瘤，神经未见侵犯，术后未行化疗、放疗等其他治疗。

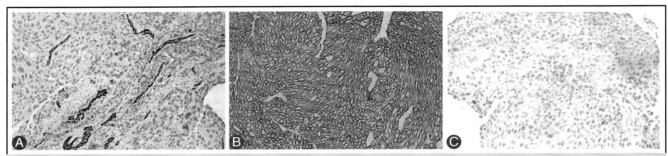

A. 镜下示肿瘤内新生血管较丰富，CD31 血管阳性表达（免疫组化 SP 法，×200）；B. 肿瘤细胞 EGFR 强阳性表达（免疫组化 SP 法，×200）；C. 肿瘤细胞 *P53* 阴性表达（免疫组化 SP 法，×200）。

图 3-15-4　病理表现

（3）随访至首次术后 7 个月患者死亡。

【临床关注点及解析】

（1）肿瘤累及的范围与结构：肿瘤较大，呈外生性生长，侵犯了环后区、喉旁间隙以及喉软骨与喉外软组织，T 分期为 T4a，不易完整切除，而且保留喉功能困难。

（2）颈部淋巴结转移情况：术前影像学检查显示左侧颈部及咽后多发淋巴结转移，N 分期为 N2b。

【病例小结】

（1）左侧梨状窝和杓会厌皱襞不规则软组织肿块，肿块最大径＞4 cm，并侵犯了左侧甲状软骨和舌骨，CT、MRI 和 PET 都能显示，PET/CT 和 PET/MRI 对于肿瘤侵犯左侧甲状软骨和舌骨的显示和诊断的准确率更高，可减少假阳性。

（2）左侧颈部及咽后组多发淋巴结转移，CT、MRI 和 PET 对于较大的淋巴结诊断转移比较明确，对于短径≤1 cm 的淋巴结转移，PET/CT 和 PET/MRI 诊断具有显著的优势，尤其是对咽后组淋巴结转移（因其并不是下咽癌淋巴结转移的好发区域，且发生转移的淋巴结的短径常＜1 cm），CT 或 MRI 诊断有一定的难度，PET/CT 和 PET/MRI 的优势更明显。

病例 16　间断声音嘶哑半月余

【临床表现】

（1）患者男性，56 岁，主诉间断声音嘶哑半月余。无咳嗽、咳痰、痰中带血或呼吸困难。

（2）体征：发音嘶哑，吞咽正常，甲状腺不大，左侧颈部可扪及肿大淋巴结。

（3）频闪喉镜与窄带成像内镜：左侧梨状窝、杓会厌皱襞及左杓广基膨出肿物，表面粗糙，大小约 4.0 cm×3.0 cm，肿物活动度差，左侧半喉固定，右侧半喉运动正常（图 3-16-1）。

（4）颈淋巴结超声：左侧颈部可见多发肿大淋巴结。

（5）电子胃镜：距门齿 33 cm 处和 28 cm 处黏膜略粗糙不平，碘染后可见地图样不染区。

【影像学表现】

1. 全身 PET/CT 表现

（1）左侧梨状窝不规则软组织肿块影，突向咽腔内，大小约 3.0 cm×3.4 cm，病变密度不均匀，FDG 摄取明显增高，$SUV_{max}=62.1$，左侧梨状窝消失（图 3-16-2 A，图 3-16-2 B）。

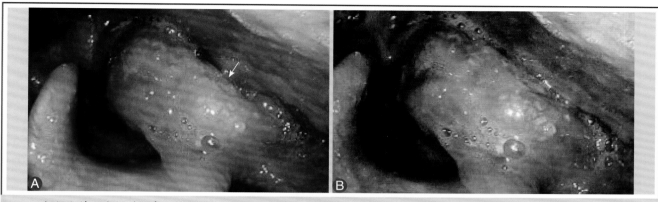

A. 频闪喉镜示左侧梨状窝、杓会厌皱襞及左杓广基肿瘤（箭头）；B. 窄带成像内镜示肿瘤表面杂乱增粗的血管分布。

图 3-16-1　频闪喉镜与窄带成像内镜

（2）病变累及会厌软骨左侧、左侧杓状软骨、左侧甲状软骨和舌骨左侧（图 3-16-2 C～图 3-16-2 G，图 3-16-2 I，图 3-16-2 J，蓝箭头）。

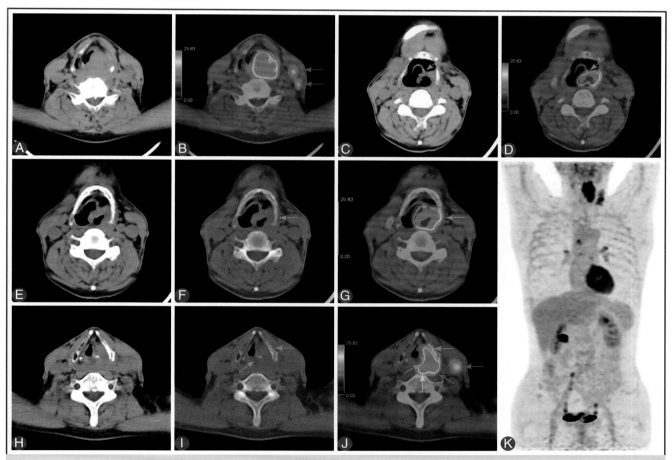

A、B. 分别为梨状窝层面横断面 CT 软组织窗与 PET/CT 融合图像，红箭头示左侧颈 Ⅱ～Ⅲ区 2 枚淋巴结，FDG 摄取增高；C、D. 分别为会厌层面横断面 CT 软组织窗与 PET/CT 融合图像，蓝箭头示会厌软骨左侧受累，FDG 摄取增高；E～G. 分别为舌骨层面横断面 CT 软组织窗、骨窗与 PET/CT 融合图像，蓝箭头示舌骨左侧受累，FDG 摄取增高；H～J. 分别为甲状软骨层面横断面 CT 软组织窗、骨窗与 PET/CT 融合图像，蓝箭头示左侧甲状软骨板和左侧杓状软骨受累，FDG 摄取增高，绿箭头示左侧喉旁间隙及环后区左侧软组织密度影，FDG 摄取增高，黄箭头示椎前间隙软组织影，FDG 摄取增高，红箭头示左侧颈 Ⅲ～Ⅳ区 1 枚淋巴结，FDG 摄取增高；K. 为冠状位的全身 MIP PET 图像。

图 3-16-2　全身 PET/CT 表现

（3）病变累及左侧喉旁间隙及环后区（图 3-16-2 H，图 3-16-2 J，绿箭头），椎前间隙可见软组织影，可疑受侵（图 3-16-2 H，图 3-16-2 J，黄箭头）。

（4）左侧颈 Ⅱ ~ Ⅳ 区可见 3 枚肿大淋巴结，密度较均匀，CT 显示边缘欠清，FDG 摄取明显增高，SUV_{max} 分别为 22.9、30.9 和 43.3，转移可能性大（图 3-16-2 B，图 3-16-2 J，红箭头）。

（5）全身 PET 未见远处转移征象（图 3-16-2 K）。

2. 颈部 PET/MRI 表现

（1）左侧梨状窝不规则软组织肿块影，大小约 3.6 cm × 3.6 cm，T_1WI 呈等信号，T_2WI 呈不均匀高信号，DWI 呈明显高信号，$ADC_{min}=0.780 \times 10^{-3}$ mm²/s，$ADC_{mean}=1.030 \times 10^{-3}$ mm²/s，增强扫描呈不均匀强化，FDG 摄取明显增高，$SUV_{max}=56.3$（图 3-16-3 A ~ 图 3-16-3 E）。

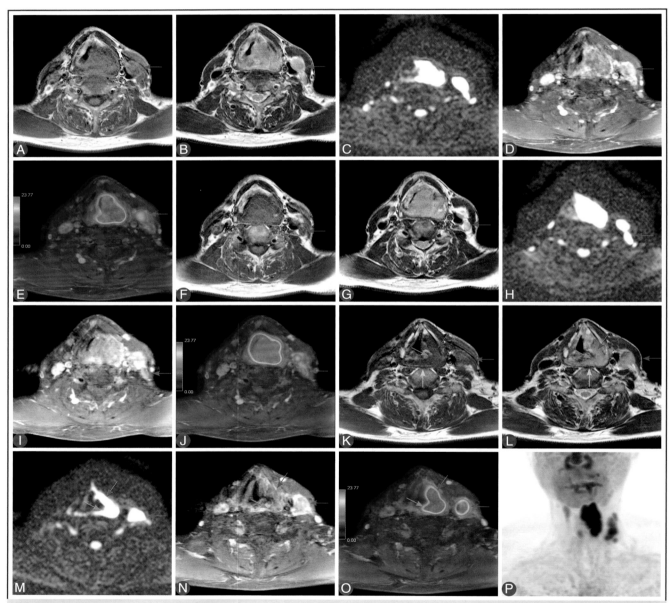

A ~ E. 分别为梨状窝层面横断面 T_1WI、T_2WI、DWI（b=800 s/mm²）、T_1WI 增强与 PET/T_1WI 增强融合图像，红箭头示左侧颈 Ⅱ ~ Ⅲ 区略增大的淋巴结，FDG 摄取增高；F ~ J. 分别为梨状窝下部层面横断面 T_1WI、T_2WI、DWI（b=800 s/mm²）、T_1WI 增强与 PET/T_1WI 增强融合图像，红箭头示左侧颈 Ⅲ 区较小淋巴结，FDG 摄取增高；K ~ O. 分别为甲状软骨层面横断面 T_1WI、T_2WI、DWI（b=800 s/mm²）、T_1WI 增强与 PET/T_1WI 增强融合图像，红箭头示左侧颈 Ⅲ ~ Ⅳ 区略增大的淋巴结，FDG 摄取增高，绿箭头示左侧喉旁间隙受累，FDG 摄取增高，蓝箭头示环后区左侧受累，FDG 摄取增高，黄箭头示椎前筋膜正常低信号存在、连续，未见受侵；P. 颈部 PET 冠状面 MIP 图像。

图 3-16-3　颈部 PET/MRI 表现

（2）左侧喉旁间隙软组织肿块影，T_1WI 呈等信号，T_2WI 呈略高信号，DWI 呈高信号，增强后不均匀强化，FDG 摄取增高（图 3-16-3 K ～图 3-16-3 O，绿箭头）；环后区左侧软组织肿块，T_1WI 呈等信号，T_2WI 呈略高信号，DWI 呈高信号，增强后不均匀强化，FDG 摄取增高（图 3-16-3 K ～图 3-16-3 O，蓝箭头）；椎前筋膜正常低信号影连续（图 3-16-3 K，图 3-16-3 L，黄箭头）。

（3）左侧颈 Ⅱ ～ Ⅳ 区可见 3 枚肿大淋巴结，短径分别约 1.2 cm、0.6 cm 和 1.4 cm，T_2WI 呈等信号，上、下 2 枚淋巴结信号不均匀，中间较小者信号均匀，三者均表现为 DWI 高信号，ADC 值减低（ADC_{min} 分别为 0.724×10^{-3} mm^2/s、1.040×10^{-3} mm^2/s 和 0.508×10^{-3} mm^2/s；ADC_{mean} 分别为 0.933×10^{-3} mm^2/s、1.100×10^{-3} mm^2/s 和 0.710×10^{-3} mm^2/s），增强扫描后上、下 2 枚淋巴结呈不均匀强化，中间较小者可见均匀强化；FDG 摄取明显增高（SUV_{max} 分别为 22.6、16.9 和 40.0），上、下 2 枚淋巴结考虑为转移可能性大，中间较小淋巴结待除外转移（图 3-16-3 A ～图 3-16-3 O，红箭头）。

3. 临床分期及依据

（1）TNM 分期：T4aN2bM0，临床分期：Ⅳ A 期。

（2）分期依据：

1）T 分期为 T4a 期：影像学显示左侧梨状窝肿瘤侵犯喉旁间隙、环后区以及甲状软骨、舌骨；

2）N 分期为 N2b：影像学显示左侧颈部多发肿大淋巴结，FDG 摄取增高，最大径均 < 6 cm；

3）活检病理证实为鳞状细胞癌。

【病理特点】

（1）病理诊断：鳞状细胞癌（左梨状窝，高中分化）；淋巴结（左Ⅳ区）17 枚，1 枚可见癌转移（1/17），淋巴结（左Ⅲ区）18 枚，1 枚可见癌转移（1/18），其余区域淋巴结未见癌转移。

（2）免疫组化：CD31（+）、EGFR（+）、CK（+）、*P40*（+）、*P16*（–）、*P53*（–）、Ki-67（约 60%）（图 3-16-4）。

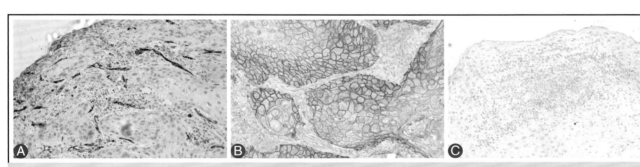

A. 镜下示肿瘤内新生血管较丰富，血管 CD31 阳性表达（免疫组化 SP 法，×200）；B. 肿瘤细胞 EGFR 强阳性表达（免疫组化 SP 法，×200）；C. 肿瘤细胞 *P53* 阴性表达（免疫组化 SP 法，×200）。

图 3-16-4　病理表现

【治疗方案及预后情况】

（1）行新辅助化疗 + 下咽癌根治术，2 周期 TPF 方案诱导化疗 + 尼妥珠单抗靶向治疗［方案：紫杉醇第 1 天 210 mg（130 mg/m²），奈达铂第 2 ～ 4 天 50 mg（90 mg/m²），替加氟第 2 ～ 6 天 1 g（3 g/m²）；尼妥珠每周 1 次 200 mg］后，化疗后评估为肿瘤 PR，然后行下咽部分切除术 + 左侧颈淋巴结清扫术 + 气管切开术。术后病理示下咽鳞状细胞癌，各切缘未见肿瘤。

（2）术后放射治疗。

（3）随访至首次术后 26 个月，仍健在。

【临床关注点及解析】

（1）肿瘤的侵犯范围和 T 分期：左侧梨状窝肿瘤侵犯喉旁间隙、环后区、甲状软骨及舌骨，椎前筋膜未受侵，T 分期为 T4a。

（2）由于下咽癌可并发食管癌，本例胃镜检查发现食管中段和下段病变，活检病理提示分别为中度异型增生、原位癌，诊断食管癌早期，有内镜黏膜下剥离术（endoscopic submucosal dissection，ESD）手术指征，但考虑到食管癌早期短期内不会发展为进展期肿瘤，且 ESD 术后出现的人工溃疡恢复期需 6～8 周，会延误下咽癌的治疗，经 MDT 讨论，本例决定先行新辅助化疗＋下咽癌根治术，再择期行食管 ESD 术。

（3）颈部淋巴结有无转移及分期：左侧颈部多发肿大淋巴结，FDG 摄取增高，最大径均＜6 cm，分期为 N2b。

【病例小结】

（1）左侧梨状窝肿瘤侵犯喉旁间隙、环后区、甲状软骨及舌骨，CT、MRI 和 PET 都显示，但 CT 难以显示椎前筋膜，对椎前间隙是否受侵评估较难，在 MRI 上，T_2WI 可清楚显示椎前筋膜的低信号是否完整和连续，本例椎前筋膜的低信号连续，椎前筋膜未受侵。

（2）伴有食管中段和下段病变，胃镜下活检病理证实为中度异型增生和原位癌，由于食管肿瘤为原位癌或异型增生，在 CT 或 PET 上不能显示；此病例也表明下咽癌有并发食管癌的可能性，对于下咽癌患者有必要进行胃镜检查明确是否同时发生食管癌。

（3）左侧颈部 3 枚肿大淋巴结，短径分别约 1.2 cm、0.6 cm 和 1.4 cm，FDG 显示 3 枚淋巴结摄取增高，DWI 呈高信号，上、下 2 枚淋巴结不均匀强化，ADC_{mean} 分别 ＜ 1×10^{-3} mm²/s，影像诊断为转移可能性大，病理证实为淋巴结转移，中间较小的淋巴结均匀强化，ADC_{mean} ＞ 1×10^{-3} mm²/s，影像学诊断为转移可能性大，但病理结果显示未见转移，因此，FDG 摄取增高和 ADC 增高提示有淋巴结转移的可能性，需要结合增强扫描的均匀性和 ADC 值高低综合判断。

病例 17　吞咽疼痛、哽咽感、左侧颌下疼痛伴持续性声嘶 2 周

【临床表现】

（1）患者男性，61 岁，2 周前因"吞咽疼痛、哽咽感、左侧颌下疼痛伴持续性声嘶"就诊于外院，喉镜检查为下咽占位，活检病理为低分化癌，结合免疫组化结果考虑小细胞神经内分泌癌。现患者吞咽疼痛、哽咽感，间断呛咳，左侧颌下疼痛，声嘶，间断咳嗽咳痰，偶少量咳血，活动后偶感憋气，近 1 月体重下降。

（2）体征：发音嘶哑，吞咽困难，甲状腺不大，左侧颈部Ⅱ区可触及 1 个大小约 3.0 cm×2.0 cm 肿物，质地硬，边界不清，形态欠规则，活动差。

（3）频闪喉镜：左侧梨状窝、杓会厌皱襞及环后区广基膨出肿物，表面粗糙，大小约 5.0 cm×3.0 cm，肿物活动度差，左侧半喉固定，右侧半喉运动正常（图 3-17-1）。

（4）颈淋巴结超声：左侧颈部可见多发肿大淋巴结。

【影像学表现】

1. 全身 PET/CT 表现

（1）左侧梨状窝和杓会厌皱襞不规则软组织肿块影，最大横截面大小约 3.4 cm×3.1 cm，病变密度不均匀，FDG 摄取明显增高，SUV_{max}=46.6（图 3-17-2 A ～图 3-17-2 C，绿箭头）。

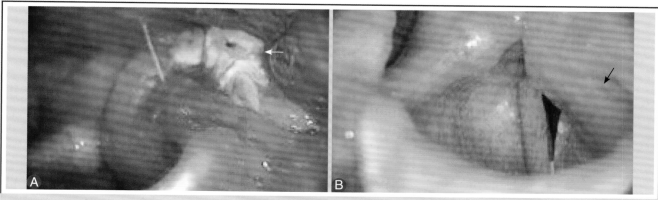

A. 频闪喉镜示左梨状窝、杓会厌襞及环后区广基肿瘤（白箭头）；B. 左侧声带固定，左侧杓区稍水肿（黑箭头）。

图 3-17-1　频闪喉镜

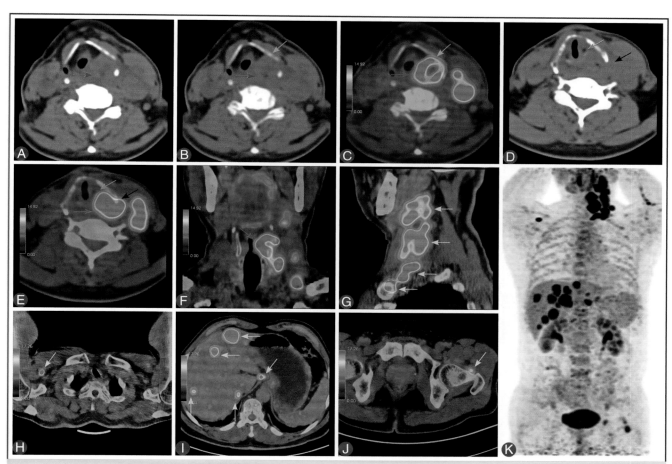

A ~ C. 分别为双侧梨状窝层面横断面 CT 软组织窗、骨窗与 PET/CT 融合图像，绿箭头示左侧杓会厌皱襞和梨状窝占位，FDG 摄取明显增高，橙箭头示左侧甲状软骨受累、密度不均匀，FDG 摄取增高；D、E. 分别为声门区层面横断面 CT 软组织窗与 PET/CT 融合图像，蓝箭头示左侧喉旁间隙较对侧增宽，为肿瘤累及，局部 FDG 摄取增高，红箭头示环后区左侧充填软组织密度影，FDG 摄取增高；F. 喉室层面冠状面 PET/CT 融合图像，绿箭头示左侧声带及室带增厚，FDG 摄取增高；G. 左侧颈血管间隙层面矢状面 PET/CT 融合图像，黄箭头示左侧颈部 Ⅱ ~ Ⅴ区多发肿大淋巴结，FDG 摄取增高，部分淋巴结融合；H. 胸廓入口层面横断面 PET/CT 融合图像，黄箭头示右侧锁骨上区 1 枚卵圆形小淋巴结，FDG 摄取增高；I. 小网膜囊层面横断面 PET/CT 融合图像，黄箭头示肝实质内及胃小弯侧多发大小不等 FDG 摄取增高的病变；J. 双侧髋关节层面横断面 PET/CT 融合图像，黄箭头示左侧股骨颈旁 1 枚 FDG 摄取增高的小淋巴结；K. 全身 PET 的冠状面 MIP 图像。

图 3-17-2　全身 PET/CT 表现

（2）左侧甲状软骨密度不均匀，FDG 摄取增高（图 3-17-2 B，图 3-17-2 C，橙箭头）；左侧喉旁间隙较对侧增宽，为肿瘤累及，局部 FDG 摄取增高（图 3-17-2 D，图 3-17-2 E，蓝箭头）；环后区左侧可见软组织密度影，FDG 摄取增高（图 3-17-2 D，图 3-17-2 E，红箭头）；左侧声带及室带增厚，FDG 摄取增高（图 3-17-2 F，绿箭头）。

（3）左侧颈部 Ⅱ ~ Ⅴ区多发肿大淋巴结，FDG 摄取明显增高，部分淋巴结融合，考虑为淋巴结转移可能性大（图 3-17-2 G，黄箭头）；肝实质内及右侧锁骨上淋巴结、胃小弯侧及左侧股骨颈旁多发大小不等 FDG 摄取增高灶，考虑肝转移及全身多发淋巴结转移（图 3-17-2 H ~ 图 3-17-2 J，黄箭头）。

2. 颈部 PET/MRI 表现

（1）左侧梨状窝和杓会厌皱襞不规则软组织肿块影，大小约 3.3 cm × 3.2 cm，T_1WI 呈等信号，T_2WI 呈不均匀高信号，DWI 呈高信号，$ADC_{min}=0.306 × 10^{-3}$ mm²/s，$ADC_{mean}=0.615 × 10^{-3}$ mm²/s，增强扫描呈不均匀强化，FDG 摄取明显增高，$SUV_{max}=35.9$（图 3-17-3 A ~ 图 3-17-3 E，绿箭头）。

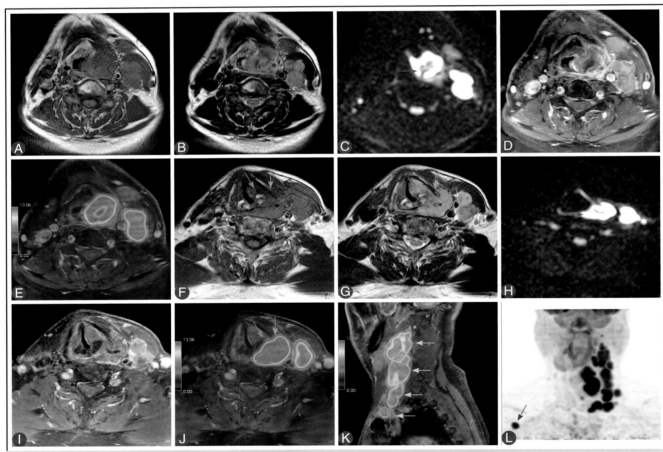

A ~ E. 分别为梨状窝层面横断面 T_1WI、T_2WI、DWI（b=800 s/mm²）、T_1WI 增强与 PET/T_1WI 增强融合图像，绿箭头示左侧杓会厌皱襞和梨状窝肿块，FDG 摄取明显增高；F ~ J. 分别为声门层面横断面 T_1WI、T_2WI、DWI（b=800 s/mm²）、T_1WI 增强与 PET/T_1WI 增强融合图像，橙箭头示左侧甲状软骨为病变包绕，FDG 摄取增高，绿箭头示病变向外侵犯左侧喉外软组织，蓝箭头示左侧声带增厚和左侧喉旁间隙增宽并为肿块累及，信号不均匀，强化不均匀，FDG 摄取增高，红箭头示环后区受累，FDG 摄取增高；K. 左侧颈血管间隙层面矢状面 PET/T_1WI 增强融合图像，黄箭头示左侧颈部 Ⅱ ~ Ⅴ区多发肿大淋巴结，FDG 摄取增高，部分淋巴结融合；L. 颈部 PET 冠状面 MIP 图像，紫箭头示右侧锁骨上区 1 枚卵圆形小淋巴结，FDG 摄取增高。

图 3-17-3　颈部 PET/MRI 表现

（2）左侧甲状软骨为病变包绕，局部不连续，信号不均匀，增强后可见强化，FDG 摄取增高（图 3-17-3 F，图 3-17-3 G，图 3-17-3 I，图 3-17-3 J，橙箭头）；病变向外累及左侧喉外软组织（图 3-17-3 F，图 3-17-3 G，图 3-17-3 I，图 3-17-3 J，绿箭头）；左侧声带增厚，左侧喉旁间隙较对侧增宽并为软组织病变累及，局部 FDG 摄取增高（图 3-17-3 F，图 3-17-3 G，图 3-17-3 I，图 3-17-3 J，蓝箭头）；环后区左侧可见软组织肿块影，信号不均匀，DWI 呈高信号，增强后不均匀强化，FDG 摄取增高（图 3-17-3 F ~ 图 3-17-3 J，红箭头）。

（3）左侧颈部 Ⅱ ~ Ⅴ区多发肿大淋巴结，FDG 摄取增高，部分淋巴结融合，考虑为淋巴结转移可能性大（图 3-17-3 K，黄箭头）。

（4）右侧锁骨上区可见 1 枚小淋巴结，FDG 摄取增高（图 3-17-3 L，紫箭头），考虑为淋巴结转移可能性大。

3. 临床分期及依据

（1）TNM 分期：T4aN2cM1 期，临床分期：Ⅳ C 期。

（2）分期依据：

1）下咽活检病理结果为小细胞神经内分泌癌；

2）T 分期为 T4a：影像学检查显示左侧梨状窝软组织肿块，累及环后区、左侧甲状软骨和喉外软组织；

3）N 分期为 N2c：影像学检查显示左侧颈血管间隙周围多发肿大淋巴结并融合，右侧锁骨上区淋巴结转移可能性大，淋巴结最大径均＜ 6 cm；

4）M 分期：全身 PET/CT 提示肝多发转移病变及多发远处淋巴结转移，为 M1 期。

【病理特点】

（1）下咽活检病理结果：小细胞恶性肿瘤，结合免疫组化结果考虑为小细胞神经内分泌癌；免疫组化：P63（-）、P40（-）、CK5/6（-）、CD56（-）、CK8/18（-）、Syn（弱 +）、CgA（-）、Ki-67（90%+）、LCA（-）、CD20（-）、CD3（-）、Ckpan（核旁点状 +）。

（2）颈部淋巴结活检术中所见：左侧颈部 1 枚肿大淋巴结，大小约 1.5 cm × 1.0 cm，质地硬，边界清，形态规则。

（3）颈部淋巴结 HE 染色病理结果和免疫组化结果：淋巴结内可见小细胞癌转移；CD56（+）、CgA（-）、CK（+）、CK5/6（-）、CK7（-）、CK8/18（+）、Ki-67（80%）、Napsin A（-）、P40（-）、P53（弱 +）、P63（-）、Syn（弱 +）、TIF-1（+）、Vimentin（-）。

【治疗方案及预后情况】

（1）患者行 5 周期 VP17+ 顺铂化疗（化疗方案：顺铂第 1 ~ 3 天 50 mg，依托泊苷第 1 ~ 5 天 0.1 g 3 周 1 次），并给予干扰素治疗。

（2）化疗过程中，患者下咽局部症状好转，复查颈部 MRI 提示肿瘤缩小，疗效评价为部分缓解。患者于末次化疗结束后 5 个半月死亡。

【临床关注点及解析】

（1）肿瘤局部侵犯范围：影像学显示左侧梨状窝和杓会厌皱襞肿块，累及左侧喉旁间隙、环后区、左侧甲状软骨和喉外软组织，分期为 T4a。

（2）颈部淋巴结转移情况：左侧颈血管间隙周围多发肿大淋巴结并融合，右侧锁骨上区淋巴结 FDG 摄取增高，考虑为转移可能性大。

（3）全身远处转移情况：全身 PET/CT 显示肝多发转移病变及多发远处淋巴结转移。

【病例小结】

（1）左侧梨状窝和杓会厌皱襞肿块，累及左侧喉旁间隙、环后区、左侧甲状软骨和喉外软组织，对喉旁间隙及喉外软组织侵犯的显示，PET/MRI 优于 PET/CT，主要的原因是 CT 的软组织分辨率较差，虽然 FDG 局部摄取增高提示相应结构受累，但 PET 图像为代谢显像，受到 FDG 注射剂量、扫描时间和阈值等影响，对喉部等细微结构和（或）微小病变的评价有一定的局限性，而 MRI 软组织分辨率高并有动态增强扫描定量参数和 ADC 值来进行量化分析，具有更高的灵敏度，不过要注意假阳性情况。

（2）双侧颈部多发淋巴结转移和全身多发远处转移病灶，PET/CT 评估全面。

病例 18　吞咽不适 2 月余

【临床表现】

（1）患者男性，53 岁，主诉吞咽不适 2 月余，无咳嗽、咳痰、声嘶、痰中带血或呼吸困难。

（2）体征：发音正常，吞咽尚可，双侧颈部未扪及肿大淋巴结。

（3）频闪喉镜与窄带成像内镜：左侧环后区及下咽后壁广基膨出肿物，表面较粗糙，大小约 3.0 cm×2.0 cm，肿物活动度差，双侧声带表面微血管扩张，双侧声带运动正常（图 3-18-1）。

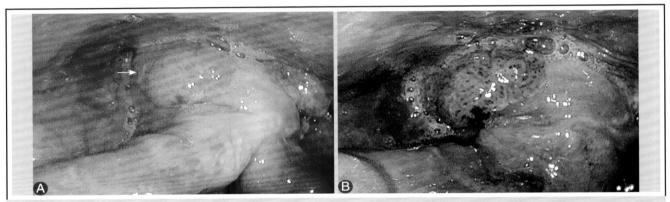

A. 频闪喉镜示左侧环后区及下咽后壁广基膨出肿物（箭头），表面粗糙；B. 窄带成像内镜示肿物表面疏密不均的血管分布。

图 3-18-1　频闪喉镜与窄带成像内镜

（4）颈淋巴结超声：双侧颈部未见明显肿大淋巴结。

【影像学表现】

1. 全身 PET/CT 表现

（1）左侧环后区软组织肿块影，环状软骨与颈椎椎体间的距离明显增宽，病变跨越中线向对侧生长，长径约 2.1 cm，FDG 摄取增高，SUV_{max}=12.4；病变累及双侧杓会厌皱襞、左侧梨状窝（图 3-18-2 A ~ 图 3-18-2 D，红箭头）。

（2）病变紧邻左侧环状软骨及甲状软骨，左侧甲状软骨未见明显受侵征象，左侧环状软骨后缘模糊，余软骨、颈椎等骨质未见明显受侵（图 3-18-2 E，图 3-18-2 F）。

（3）全身扫描未见淋巴结转移及远处转移征象（图 3-18-2 G）。

2. 颈部 PET/MRI 表现

（1）左侧环后区软组织肿块影，病变跨越中线向对侧生长，长径约 2.6 cm，T_1WI 呈等信号，T_2WI 呈稍高信号，信号不均匀，中央可见等信号区，DWI 呈高信号，ADC_{min}=0.678×10^{-3} mm²/s，ADC_{mean}=1.580×10^{-3} mm²/s，增强扫描呈中度不均匀强化，FDG 摄取增高，SUV_{max}=16.2；双侧杓会厌皱襞、左侧梨状窝受累；椎前筋膜信号未见异常，未见 FDG 异常摄取；近段食管未见累及（图 3-18-3 A ~ 图 3-18-3 G，红箭头）。

（2）病变紧邻左侧甲状软骨及环状软骨，T_1WI 示左侧甲状软骨走行区可见小片状低信号区，T_2WI 呈混杂等高信号，T_1WI 增强未见明显异常强化区，FDG 未见异常摄取增高（图 3-18-3 A ~ 图 3-18-3 G，黄箭头），左侧环状软骨形态信号未见明显异常（图 3-18-3 H，图 3-18-3 I，蓝箭头）。

（3）双侧颈部未见肿大淋巴结，FDG 未见异常摄取（图 3-18-3 J ~ 图 3-18-3 L）。

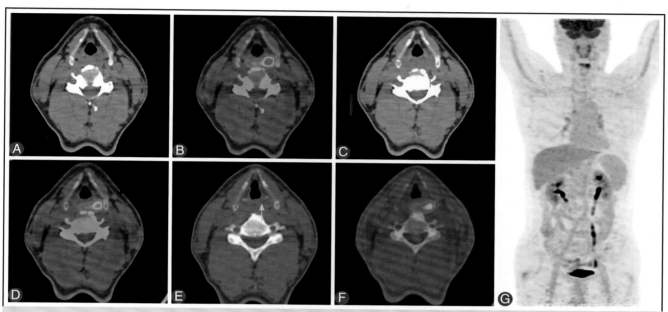

A、B. 分别为梨状窝层面横断面 CT 软组织窗和 PET/CT 融合图像；C、D. 分别为喉室层面横断面 CT 软组织窗、PET/CT 融合图像，红箭头示肿块累及左侧梨状窝；E、F. 分别为声带层面横断面 CT 软组织窗、PET/CT 融合图像，黄箭头示病变紧邻左侧环状软骨及甲状软骨，左侧环状软骨后缘模糊，PET/CT 融合图像 FDG 未见异常摄取；G. 全身 ^{18}F-FDG PET 冠状面 MIP 图像。

图 3-18-2　全身 PET/CT 表现

3. 临床分期及依据

（1）TNM 分期 T2N0M0，临床分期 Ⅱ 期。

（2）分期依据：

　　1）左侧环后区软组织肿块，最大径约 2.6 cm，2 cm <最大径< 4 cm；

　　2）肿块累及双侧杓会厌皱襞、左侧梨状窝；

　　3）病变与左侧甲状软骨及环状软骨紧邻，甲状软骨未见异常，CT 显示左侧环状软骨后缘模糊，但 MRI 未见异常强化，PET 未见 FDG 异常摄取，考虑肿瘤未侵犯喉软骨；

　　4）颈部淋巴结未见肿大、中央坏死区或 FDG 异常摄取；

　　5）病理证实为鳞状细胞癌。

【病理特点】

（1）术中及冰冻病理所见：肿物位于环后区，双侧杓会厌皱襞、左侧梨状窝表面欠规则，质韧，声门区未见明显异常。

（2）术后病理结果：下咽部鳞状细胞癌（中分化）。

（3）免疫组化瘤细胞：Ki-67（约 40%）、CK（+）、*P16*（-）、*P53*（++）、EGFR（+）。

【治疗方案及预后情况】

（1）患者行支撑喉镜下 CO_2 激光下咽肿物切除术。

（2）术后于外院放疗 28 次，定期复查，随访至首次术后 3 年，无复发、转移。

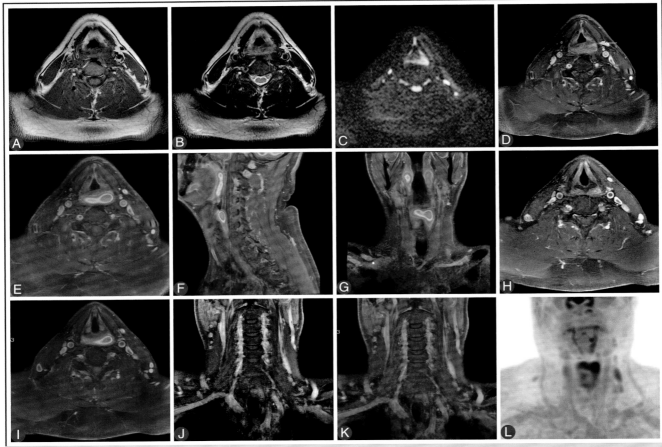

A ~ E. 分别为梨状窝层面横断面 T_1WI、T_2WI、DWI（b=800 s/mm²）、T_1WI 增强及 PET/T_1WI 增强融合图像，红箭头示左侧环后区软组织肿块影，黄箭头示病变紧邻左侧甲状软骨，甲状软骨内未见明显异常强化；F、G. 分别为矢状面和冠状面 PET/T_1WI 增强融合图像；H、I. 分别为声带层面横断面 T_1WI 增强、PET/T_1WI 增强融合图像，蓝箭头示环状软骨未见异常强化区，FDG 未见异常摄取；J、K. 分别为正中冠状面 T_1WI 增强和 PET/T_1WI 增强融合图像；L. 颈部 ¹⁸F-FDG PET 冠状面 MIP 图像。

图 3-18-3　颈部 PET/MRI 表现

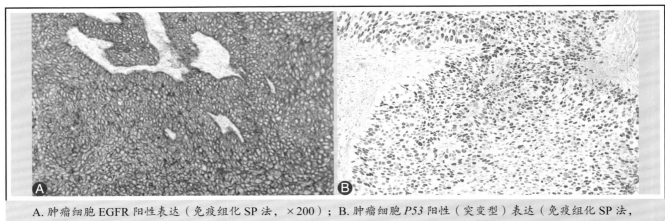

A. 肿瘤细胞 EGFR 阳性表达（免疫组化 SP 法，×200）；B. 肿瘤细胞 P53 阳性（突变型）表达（免疫组化 SP 法，×200）。

图 3-18-4　病理表现

【临床关注点及解析】

（1）肿瘤的范围及周围结构累及情况：影像学显示左侧环后区、梨状窝及双侧杓会厌皱襞肿瘤，属于环后区型，术中考虑外生型，喉软骨未见侵犯，T 分期为 T2，可经口支撑喉镜下微创切除，术中保留喉功能。

（2）颈部淋巴结情况：影像学显示颈部淋巴结未见肿大、中央坏死区或 FDG 异常摄取，未行颈清扫。

【病例小结】

（1）左侧环后区型下咽癌，累及双侧杓会厌皱襞及左侧梨状窝，分期的关键在于甲状软骨及环状软骨有无受侵：病变紧邻左侧骨化不全的甲状软骨，CT 示左侧甲状软骨未见明显受累征象，MRI 上 T_1WI 增强未见明显异常强化区，PET 上 FDG 未见异常摄取；CT 示环状软骨后部模糊，MRI 显示环状软骨信号未见异常，增强后未见异常强化，PET 上 FDG 未见异常摄取，喉软骨未受侵，分期为 T2。

（2）未见颈部淋巴结转移或远处器官转移征象，行支撑喉镜下 CO_2 激光下咽肿物切除术及术后放疗，随访 3 年无复发或转移。

病例 19   吞咽不适 2 月余，左颈部淋巴结肿大

【临床表现】

（1）患者男性，63 岁，主诉吞咽不适 2 月余，无咳嗽、咳痰、声嘶、痰中带血或呼吸困难。

（2）体征：发音正常，吞咽尚可，左侧颈部可扪及肿大淋巴结。

（3）频闪喉镜与窄带成像内镜：下咽后壁、左侧梨状窝和杓会厌皱襞广基膨出肿物，表面粗糙，大小约 5.0 cm×4.0 cm，肿物活动度差，双杓运动正常（图 3-19-1）。

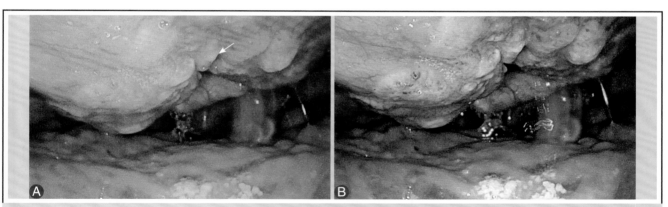

A. 频闪喉镜示下咽后壁、左侧梨状窝和杓会厌皱襞广基膨出肿物（箭头），表面粗糙；B. 窄带成像内镜示肿物表面疏密不均的血管分布。

图 3-19-1 频闪喉镜与窄带成像内镜

（4）颈淋巴结超声：双侧颈部可见多发肿大淋巴结。

【影像学表现】

1. 全身 PET/CT 表现

（1）下咽后壁和左侧梨状窝分叶状软组织肿块影，CT 值约 38 HU，长径约 3.3 cm，FDG 摄取明显增高，$SUV_{max}=76.7$，侵犯了左侧口咽和杓会厌皱襞，食管近段未见累及（图 3-19-2 A，图 3-19-2 B）。

（2）喉软骨和颈椎等骨质未见明显异常，未见 FDG 摄取异常（图 3-19-2 C，图 3-19-2 D，红箭头）。

（3）左侧颈部可见多枚小淋巴结，FDG 摄取不同程度增高，较大者位于左侧颈 V 区，短径约 0.5

cm，SUV$_{max}$=18.2，可疑多发淋巴结转移（图 3-19-2 E ～图 3-19-2 H，黄箭头）。

（4）全身扫描未见远处转移征象（图 3-19-2 I）。

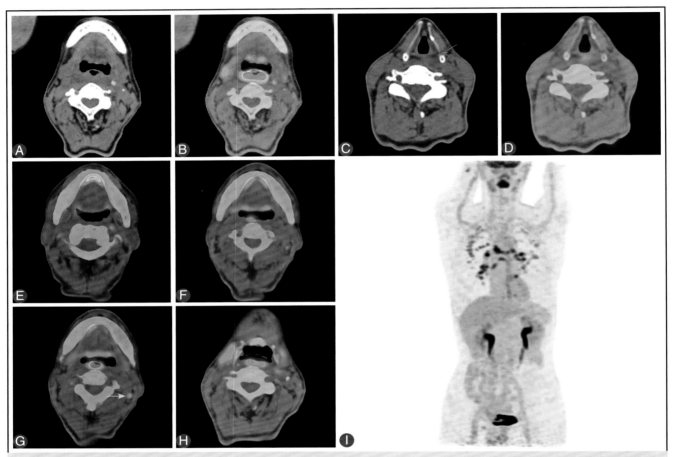

A、B. 分别为会厌下部层面横断面 CT 软组织窗和 PET/CT 融合图像；C、D. 分别为甲状软骨层面横断面 CT 骨窗和 PET/CT 融合图像，红箭头示左侧甲状软骨未见明显异常，未见 FDG 摄取增高；E ～ H. 分别为硬腭下方层面、口咽层面、会厌软骨上方层面和会厌软骨下部层面横断面 CT 与 PET 融合图像，黄箭头示左侧颈 V 区 1 枚较大淋巴结，FDG 摄取略增高；I. 全身 PET 冠状面 MIP 图像。

图 3-19-2　全身 PET/CT 表现

2. 颈部 PET/MRI 表现

（1）下咽后壁、左侧梨状窝分叶状软组织肿块影，长径约 3.7 cm，T$_1$WI 呈等信号，T$_2$WI 呈略高信号，DWI 呈略高信号，ADC$_{min}$=0.158×10^{-3} mm^2/s，ADC$_{mean}$=0.971×10^{-3} mm^2/s，FDG 摄取明显增高，SUV$_{max}$=62.0，增强后 T$_1$WI 显示病变中度强化，口咽和左侧杓会厌皱襞受累，咽后脂肪间隙显示不清，食管近段未见累及（图 3-19-3 A ～图 3-19-3 H）。

（2）甲状软骨和颈椎等骨质形态和信号未见明显异常，未见 FDG 摄取异常（图 3-19-3 I，图 3-19-3 J）。

（3）左侧颈 II ～ V 区可见多枚小淋巴结，较大者位于左侧 V 区，短径约 0.6 cm，增强扫描显示强化欠均匀，FDG 摄取增高，SUV$_{max}$=21.9（图 3-19-3 K，图 3-19-3 L，红箭头），可疑转移，多枚小淋巴结 FDG 摄取轻度增高，需除外转移（图 3-19-3 M ～图 3-19-3 T，白箭头）。

3. 临床分期及依据

（1）TNM 分期 T2N2M0，临床分期 IV A 期。

（2）分期依据：

1）下咽后壁肿块，累及左侧梨状窝、杓会厌皱襞以及口咽，最大径约 3.7 cm，2 cm ＜最大径＜ 4 cm，

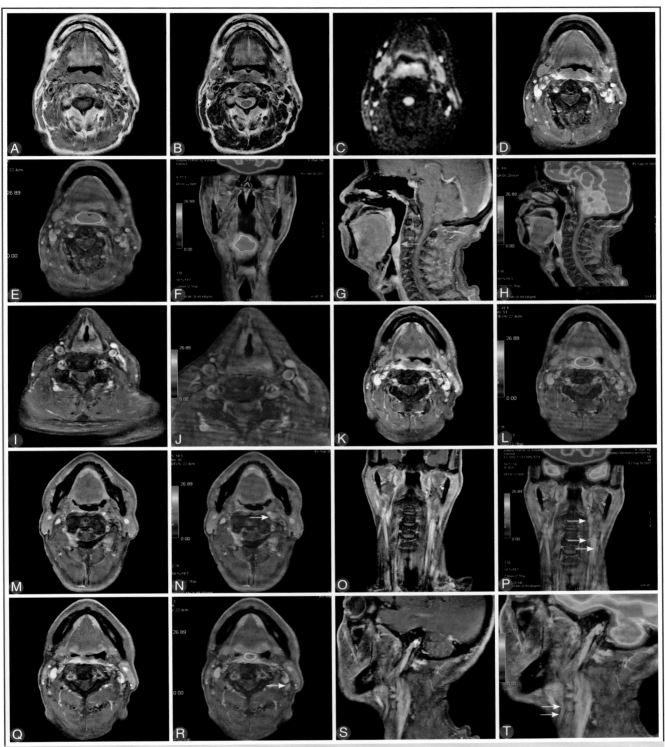

A～E. 分别为会厌上部层面横断面 T_1WI、T_2WI、DWI（b=800 s/mm²）、T_1WI 增强、PET/T_1WI 增强融合图像，蓝箭头示咽后脂肪间隙显示不清；F. 梨状窝层面冠状面 PET/T_1WI 增强融合图像；G、H. 分别为椎体层面矢状面 T_1WI 增强、PET/T_1WI 增强融合图像，黄箭头示肿块侵犯口咽；I、J. 分别为甲状软骨层面横断面 T_1WI 增强、PET/T_1WI 增强融合图像；K、L. 分别为会厌上部层面横断面 T_1WI 增强、PET/T_1WI 增强融合图像，红箭头示左侧 V 区 1 枚稍大淋巴结，强化欠均匀，FDG 摄取增高，可疑淋巴结转移；M、N. 分别为软腭下部层面横断面 T_1WI 增强、PET/T_1WI 增强融合图像；O、P. 分别为冠状面 T_1WI 增强、PET/T_1WI 增强融合图像；Q、R. 分别为腮腺下部层面横断面 T_1WI 增强、PET/T_1WI 增强融合图像；S、T. 分别为左侧颈部淋巴链层面矢状面 T_1WI 增强、PET/T_1WI 增强融合图像，白箭头示左侧颈部多枚小淋巴结，强化较均匀，FDG 摄取稍增高，需除外转移。

图 3-19-3　颈部 PET/MRI 表现

T 分期为 T2；

  2）左侧Ⅱ~Ⅴ区见多枚淋巴结 FDG 摄取增高，转移可能性大，N 分期为 N2；

  3）病理证实为鳞状细胞癌，左侧Ⅴ区 2 枚淋巴结可见鳞状细胞癌转移。

【病理特点】

（1）术中及冰冻病理：下咽后壁广泛不平肿物，（下咽肿物）黏膜组织及横纹肌组织，部分上皮中重度异型增生，局部考虑癌变。

（2）病理结果：中分化鳞状细胞癌（下咽肿物）。

（3）免疫组化瘤细胞：Ki-67（约 70%）、$P63$（+）、CK8/18（部分 +）、CD34（–）、D2-40（–）、$P53$（++）、$P16$（–）、$P40$（+）、EGFR（+）（图 3-19-4）。

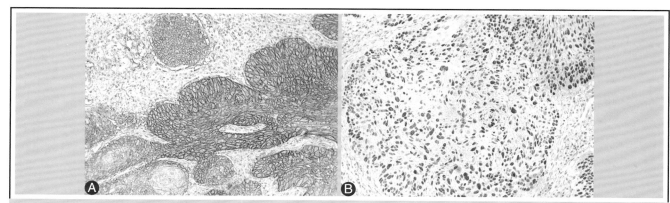

A. 肿瘤细胞 EGFR 阳性表达（免疫组化 SP 法，×200）；B. 肿瘤细胞 $P53$ 阳性（突变型）表达（免疫组化 SP 法，×200）。

图 3-19-4 病理表现

【治疗方案及预后情况】

（1）患者行下咽癌联合根治术 + 双侧颈清扫 + 右锁骨上皮瓣修复术 + 气管切开术。

（2）病理结果示癌组织侵及横纹肌，局部侧切缘可见肿瘤（切缘烧灼），左Ⅴ区淋巴结 2 枚转移。

（3）术后行化疗 33 次，定期复查喉镜，未见下咽复发。

（4）随访至首次术后 9 个月胃镜检查发现食管癌，2 个月后患者去世。

【临床关注点及解析】

（1）肿瘤范围及分期：影像学显示下咽后壁肿块，累及左侧梨状窝、杓会厌皱襞以及口咽，喉软骨未见侵犯，术中判断甲状软骨未受侵犯。

（2）颈部淋巴结转移情况：PET/CT 和 PET/MRI 显示左侧颈部Ⅱ~Ⅴ区多发小淋巴结 FDG 摄取增高，增强后 MRI 显示左侧颈部Ⅴ区淋巴结强化欠均匀，考虑多发淋巴结转移可能性大，N 分期为 N2。

（3）是否伴有食管癌：影像学未显示食管癌征象，术前未行食管镜检查，但术后 9 个月胃镜检查发现食管癌。

【病例小结】

（1）下咽后壁弥漫性肿块并侵犯口咽及左侧梨状窝和杓会厌皱襞，无半喉固定，喉软骨未见异常，PET 未见 FDG 摄取，T 分期为 T2，MRI 和 PET 表现与病理结果一致。

（2）左侧颈部Ⅱ~Ⅴ区多发小淋巴结，形态呈长梭形，最大者短径约 0.6 cm，增强后 MRI 显示左侧颈部Ⅴ区 1 枚淋巴结强化欠均匀，但未见中央坏死表现，不符合转移性淋巴结影像诊断标准，但多个淋巴结 FDG 摄取增高，可疑多发淋巴结转移，病理结果证实左侧 V 区 2 枚淋巴结转移，PET 对于 CT 和 MRI 不能显示的小淋巴结转移有一定的优势。

（3）尽管本例肿瘤分期为 T2，但由于有多枚颈部淋巴结转移，临床分期为ⅣA 期，即晚期。

（4）术前影像学未显示食管癌征象，未行食管镜检查，但术后 9 个月胃镜检查发现食管癌，影像学对本例食管癌未能发现，因此，对于是否伴发食管癌还应在术前经胃镜检查进行评估。

病例 20 进行性声嘶伴吞咽困难 1 个月，右颈部淋巴结肿大

【临床表现】

（1）患者男性，49 岁，进行性声嘶伴吞咽困难 1 个月，无咳嗽、咳痰、痰中带血或呼吸困难。

（2）体征：发音嘶哑，吞咽困难，右侧颈部可扪及肿大淋巴结。

（3）频闪喉镜：下咽后壁及右侧杓会厌襞广基膨出肿物，表面粗糙，大小约 4.0 cm×3.0 cm，肿物活动度差，右半喉固定，左半喉运动正常（图 3-20-1）。

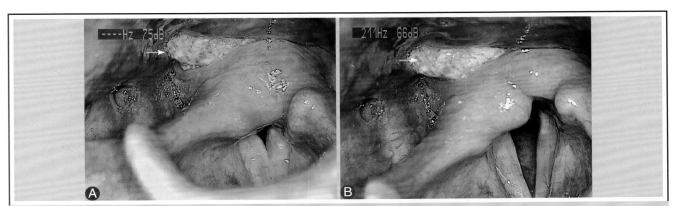

A. 频闪喉镜示下咽后壁及右侧杓会厌襞广基膨出肿物（箭头），表面粗糙；B. 频闪喉镜示下咽后壁广基肿瘤，表面可见异常血管分布。

图 3-20-1　频闪喉镜

（4）颈淋巴结超声：右侧颈部可见多发肿大淋巴结。

【影像学表现】

1. 全身 PET/CT 表现

（1）下咽后壁部弥漫性软组织肿块影，CT 值约 44HU，长径约 3.4 cm，FDG 摄取明显增高，$SUV_{max}=30.8$，病变累及右侧梨状窝及杓会厌皱襞，向下累及食管近段，后方咽后脂肪间隙显示不清（图 3-20-2 A ~ 图 3-20-2 D）。

（2）肿块紧邻甲状软骨及后方椎体，甲状软骨未见破坏，未见 FDG 摄取异常（图 3-20-2 E，图 3-20-2 F，蓝箭头），颈椎前缘骨质毛糙，可疑受累，FDG 摄取增高，考虑颈椎前缘受累；左侧杓状软骨密度略高，边缘毛糙，未见 FDG 摄取异常，可疑受累（图 3-20-2 G，图 3-20-2 H，蓝箭头）。

（3）右侧颈Ⅶ区可见 1 枚肿大淋巴结，短径约 2.0 cm，密度不均匀，内部可见稍低密度区，FDG 摄取明显增高，$SUV_{max}=20.6$，考虑为淋巴结转移可能性大（图 3-20-2 I，图 3-20-2 J）；右侧颈部可见多枚小淋巴结的 FDG 摄取增高，右侧颈Ⅵ区 1 枚淋巴结摄取明显增高，$SUV_{max}=19.2$（图 3-20-2 K ~ 图 3-20-2 N，

85

红箭头），考虑为淋巴结转移可能性大。

（4）全身扫描胸段食管管壁增厚并形成软组织肿块，管腔狭窄，FDG 摄取明显增高，$SUV_{max}=39.1$，考虑为食管癌，纵隔及胃底贲门旁可见多枚淋巴结，部分肿大，FDG 摄取增高，考虑为多发淋巴结转移可能性大（图 3-20-2 C，图 3-20-2 D，图 3-20-2 M ～图 3-20-2 O）。

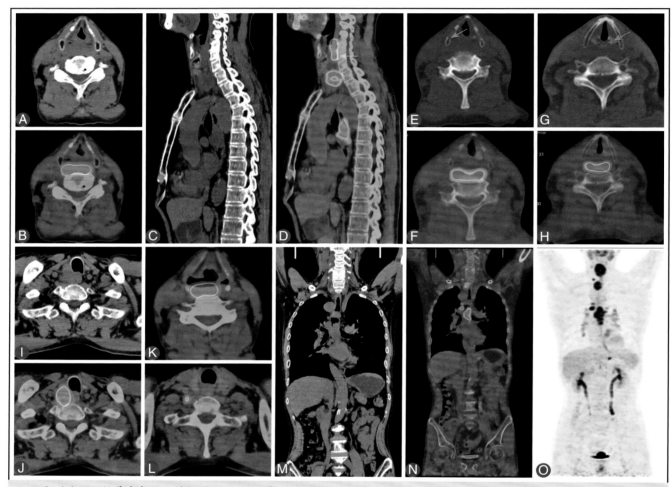

A、B. 分别为甲状软骨中部层面横断面 CT 软组织窗和 PET/CT 融合图像；C、D. 分别为矢状面 CT 软组织窗和 PET/CT 融合图像，黄箭头示病变及食管上段；E、F. 分别为甲状软骨中部层面横断面 CT 骨窗和 PET/CT 融合图像，蓝箭头示肿块紧邻右侧甲状软骨，甲状软骨未见破坏，未见 FDG 摄取异常；G、H. 分别为环状软骨上部层面横断面 CT 骨窗和 PET/CT 融合图像，蓝箭头示左侧杓状软骨质密度较对侧高，边缘毛糙，未见 FDG 摄取异常，可疑杓状软骨受侵；I、J. 分别为胸廓入口层面横断面 CT 软组织窗和 PET/CT 融合图像，右侧颈部Ⅶ区可见 1 枚肿大淋巴结，密度不均匀，FDG 摄取明显增高，考虑为转移性淋巴结；K、L. 分别为甲状软骨上部层面、环状软骨下方层面横断面 PET/CT 融合图像；M、N. 分别为冠状面 CT 软组织窗和 PET/CT 融合图像，红箭头示颈Ⅵ区淋巴结 FDG 摄取明显增高，可疑淋巴结转移；O. 全身 PET 冠状面 MIP 图像。

图 3-20-2　全身 PET/CT 表现

2. 颈部 PET/MRI 表现

（1）下咽后壁弥漫性软组织肿块，长径约 3.8 cm，T_1WI 呈等低信号，T_2WI 呈略高信号，DWI 呈高信号，$ADC_{min}=0.854 \times 10^{-3}$ mm^2/s，$ADC_{mean}=1.07 \times 10^{-3}$ mm^2/s，增强后 T_1WI 显示病变中度强化，FDG 摄取明显增高，$SUV_{max}=32.1$，肿块向上侵犯右侧梨状窝、杓会厌皱襞，向下侵犯食管近段，咽后脂肪间隙消失，病变与椎前肌分界不清（图 3-20-3 A ～图 3-20-3 G）。

（2）右侧甲状软骨局部 T_1WI 呈低信号，T_2WI 呈略高信号，增强后 T_1WI 示肿块呈中度强化，FDG 摄取增高，考虑为右侧甲状软骨受侵可能性大（图 3-20-3 A ～图 3-20-3 E，蓝箭头）；肿块推压杓状软骨向前移位，右侧杓状软骨后缘可见异常信号影，T_1WI 呈略低信号，T_2WI 呈略高信号，增强后 T_1WI 显示中度强化（图 3-20-3 H ~ 图 3-20-3 J，蓝箭头），考虑为杓状软骨受侵可能性大；环状软骨后缘可见片状异常信号影，T_1WI 呈低信号，T_2WI 呈略高信号，增强后中度强化，FDG 摄取增高，考虑为环状软骨受侵可能性大（图 3-20-3 K ~ 图 3-20-3 O，蓝箭头）。

（3）右侧颈Ⅶ区可见 1 枚肿大淋巴结，长径约 3.2 cm，增强后 T_1WI 显示不均匀强化，内部可见未强化区，FDG 摄取明显增高，$SUV_{max}=22.7$，考虑为淋巴结转移可能性大（图 3-20-3 F，图 3-20-3 G，图 3-20-3 P ~ 图 3-20-3 S）；此外，右侧颈部还可见多枚小淋巴结 FDG 摄取增高，短径均 < 1 cm，右侧颈Ⅵ区 1 枚淋巴结的 FDG 摄取明显增高，$SUV_{max}=18.0$，考虑为淋巴结转移可能性大，其余 FDG 摄取轻度增高的淋巴结考虑为慢性炎性可能性大（图 3-20-3 E，图 3-20-3 G，图 3-20-3 R，图 3-20-3 S）。

（4）冠状面可见纵隔内右侧气管旁 1 枚淋巴结的 FDG 摄取增高，短径 < 1 cm，考虑为右侧气管旁淋巴结转移可能性大（图 3-20-3 T）。

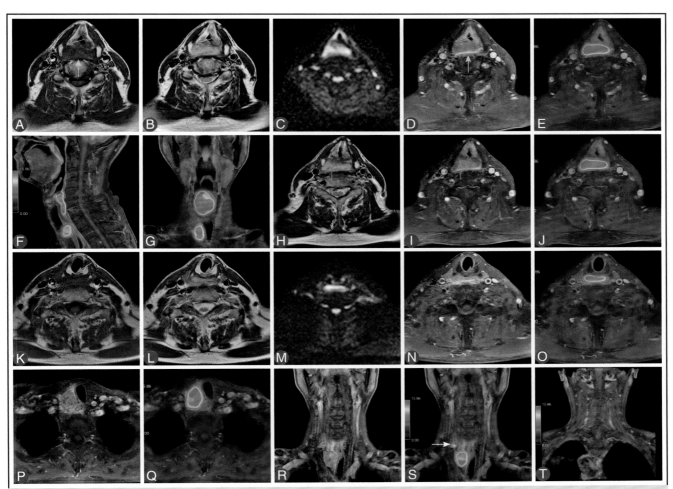

A ~ E. 分别为甲状软骨上部层面横断面 T_1WI、T_2WI、DWI（b=800 s/mm²）、T_1WI 增强和 PET/T_1WI 增强融合图像，右侧甲状软骨 T_1WI 可见小片状低信号，T_2WI 呈略高信号，增强后均匀强化（蓝箭头），FDG 摄取增高，黄箭头示椎后脂肪间隙部分消失，肿块与椎前肌分界不清，考虑甲状软骨和颈椎椎体前缘和椎前筋膜受侵可能性大；F. 正中矢状面 PET/T_1WI 增强融合图像，红箭头示病变向下累及食管近段；G. 会厌软骨层面冠状面 PET/T_1WI 增强融合图像；H ~ J. 分别为室带层面横断面 T_2WI、T_1WI 增强及 PET/T_1WI 增强融合图像，肿块紧邻右侧杓状软骨，杓状软骨区 T_1WI 呈略低信号，T_2WI 呈略高信号，增强后肿块均匀强化（蓝箭头），考虑为右侧杓状软骨受侵可能性大；K ~ O. 环状软骨中部层面横断面 T_1WI、T_2WI、DWI（b=800 s/mm²）、T_1WI 增强及 PET/T_1WI 增强融合图像，环状软骨后缘可见片状 T_1WI 低信号、T_2WI 呈略高信号，增强后均匀强化（蓝箭头），FDG 摄取增高，考虑为环状软骨受侵可能性大；P、Q. 分别为胸廓入口层面横断面 T_1WI 增强及 PET/T_1WI 增强融合图像，右侧颈部Ⅶ区可见 1 枚明显肿大淋巴结，FDG 摄取明显增高，考虑为淋巴结转移可能性大；R、S. 分别为经椎体前缘冠状面 T_1WI 增强及 PET/T_1WI 增强融合图像，白箭头示右侧Ⅵ区淋巴结摄取明显增高，考虑为淋巴结转移可能性大；T. 颈椎椎管层面冠状面 PET/T_1WI 增强融合图像。

图 3-20-3　颈部 PET/MRI 表现

3.临床分期及依据

（1）TNM 分期 T4bN2bM0，临床分期为ⅣB期。

（2）分期依据：

1）T 分期为 T4b：下咽后壁肿块，最大径约 3.8 cm，2 cm ＜最大径＜ 4 cm；侵犯了食管近段、双侧梨状窝、双侧构会厌皱襞、右侧甲状软骨、环状软骨、杓状软骨及椎前筋膜和颈椎椎体前缘；

2）N 分期为 N2b：右侧颈部Ⅶ区存在较大的 FDG 摄取明显增高的淋巴结，最大径＜ 6 cm，同时右侧Ⅵ区存在 1 枚短径＜ 1 cm 的 FDG 摄取明显增高的淋巴结；

3）颈部淋巴结以外的纵隔及胃底贲门旁可见多枚淋巴结的 FDG 摄取增高，为同时伴发的食管癌导致的淋巴结转移。

【病理特点】

（1）术中及冰冻病理结果：双侧下咽及咽后壁"菜花样"新生物，冰冻病理结果为鳞状细胞癌（下咽肿物）。

（2）HE 染色病理结果：鳞状细胞癌（下咽部，高分化）。

（3）免疫组化结果：Ki-67（约 40%）、*P16*（－）、*P53*（－）（图 3-20-4）。

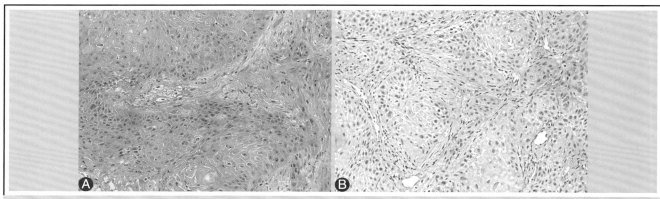

A. 镜下示肿瘤细胞呈巢状排列，细胞分化较好，胞质丰富，可见角化珠（HE，×200）；B. 肿瘤细胞 *P53* 阴性表达（免疫组化 SP 法，×200）。

图 3-20-4　病理表现

【治疗方案及预后情况】

（1）患者行支撑喉镜下咽肿物活检取病理术。

（2）病理结果为下咽高分化鳞状细胞癌，活检术后予以多次化疗。

（3）随访至首次取病理术后 9 个月，患者去世。

【临床关注点及解析】

（1）肿瘤范围及分期：影像学显示肿瘤广泛侵犯双侧构会厌皱襞、右侧甲状软骨、环状软骨、杓状软骨以及椎前筋膜，T 分期为 T4b，完整切除困难。

（2）淋巴结转移及分期：右侧颈部多个淋巴结转移，N 分期为 N2b。

（3）是否伴有食管癌和淋巴结转移：PET/CT 和 PET/MRI 显示下咽癌侵犯食管近段，PET/CT 显示胸段食管癌；PET/CT 显示纵隔及胃底贲门旁可见多枚淋巴结，FDG 摄取增高，考虑为食管癌导致的淋巴结转移。

（4）该病例为极晚期下咽癌并伴有胸段食管癌，在活检病理证实为下咽鳞状细胞癌后采取诱导放化疗方案，然后根据治疗效果采取综合治疗方案。

【病例小结】

（1）肿瘤广泛侵犯双侧杓会厌皱襞、右侧甲状软骨、环状软骨、杓状软骨及椎前筋膜，T 分期为极晚期 T4b，对甲状软骨、环状软骨、杓状软骨及椎前筋膜是否侵犯，CT、MRI 和 PET 表现不一致，本病例结合 CT、MRI 和 PET 进行评估，显示了 PET/CT 和 PET/MRI 的优越性。

（2）右侧颈部Ⅶ区较大的 FDG 摄取明显增高的淋巴结，诊断为淋巴结转移比较容易，右侧Ⅵ区 1 枚短径 < 1 cm 的 FDG 摄取明显增高的淋巴结，诊断淋巴结转移也比较明确，另外几枚短径 < 1 cm 的 FDG 摄取略增高的淋巴结为炎性改变。

（3）PET/CT 显示食管近段和胸段食管癌，考虑为下咽与食管双原发癌，需要行胃镜明确诊断，但本患者因个人原因未行胃镜检查；PET/CT 显示纵隔及胃底贲门旁可见多枚淋巴结，FDG 摄取增高，考虑为食管癌引起的淋巴结转移。

（4）该患者在行诱导放化疗后放弃治疗，活检术后 9 个月去世。

参考文献

[1] ABDEL RAZEK A A K, ELSEBAIE N A, GAMALELDIN O A, et al. Role of MR Imaging in Head and Neck Squamous Cell Carcinoma [J]. Magn Reson Imaging Clin N Am. 2022, 30（1）: 1-18.

[2] PRACY P, LOUGHRAN S, GOOD J, et al. Hypopharyngeal cancer: United Kingdom National Multidisciplinary Guidelines [J]. J Laryngol Otol, 2016, 130（S2）: S104-S110.

[3] MA S Y, SEE L C, LAI C H, et al. Delayed ^{18}F-FDG PET for detection of paraaortic lymph node metastases in cervical cancer patients [J]. J Nucl Med, 2003, 44（11）: 1775-1783.

[4] CHAWLA S, KIM S, WANG S, et al. Diffusion-weighted imaging in head and neck cancers [J]. Future Oncol, 2009, 5（7）: 959-975.

[5] DE BONDT R B, NELEMANS P J, HOFMAN P A, et al. Detection of lymph node metastases in head and neck cancer: a meta-analysis comparing US, US guided FNAC, CT and MR imaging [J]. Eur J Radiol, 2007, 64: 266-272.

[6] GARNEAU J C, BAKST R L, MILES B A. Hypopharyngeal cancer: A state of the art review [J]. Oral Oncol, 2018, 86: 244-250.

[7] 李振东，路铁. 诱导化疗与手术综合治疗对中晚期下咽癌的疗效对比 [J]. 中华耳鼻咽喉头颈外科杂志，2018，53（12）: 918-924.

[8] 陶磊，周梁，张明，等. 下咽癌预后改变及原因分析：单中心 2003-2007 年与 2010-2014 年两个五年间数据对比 [J]. 中华耳鼻咽喉头颈外科杂志，2020，55（2）: 116-124.

[9] 杨一帆，房居高，钟琦，等. 下咽癌鳞状细胞癌 TPF 方案诱导化疗敏感性差异基因的初步分析 [J]. 中华耳鼻咽喉头颈外科杂志，2020，55（2）: 125-132.

[10] DAGAN O, MOORE A, NACHALON Y, et al. Induction chemotherapy for locally advanced laryngeal and hypopharyngeal cancer: single institution experience [J]. Head Neck, 2020, 42（11）: 3118-3124.

[11] GARCIA-CAHO P, LOPEZ F, SANCHEZ-CANCELI M, et al. Matched-Pair analysis of survival in the patients with advanced laryngeal and hypopharyngeal squamous cell carcinoma treated with induction chemotherapy plus chemo-radiation or total laryngectomy [J]. Cancers, 2021, 13（7）: 1735.

[12] SANCHEZ-CANTELI M, JUESAS L, REDIN E, et al.Immune cell infiltrates and neutrophil-to-lymphocyte ratio in relation to response to chemotherapy and prognosis in laryngeal and hypopharyngeal squamous cell carcinomas [J]. Cancers, 2021, 13（9）: 2079.

[13] ZHANG L, SONG T, MENG Z, et al. Correlation between apparent diffusion coefficients and metabolic parameters in hypopharyngeal squamous cell carcinoma: A prospective study with integrated PET/MRI [J]. Eur J Radiol, 2020, 129: 109070.

[14] HUANG C, SONG T, MUKHERJI S K, et al. Comparative study between integrated positron emission tomography/magnetic resonance and positron emission tomography/computed tomography in the T and N staging of hypopharyngeal

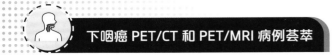

cancer：an initial result［J］. J Comput Assist Tomogr，2020，44（4）：540-545.

[15] KUNO H，SAKAMAKI K，FUJII S，et al. Comparison of MR Imaging and Dual-Energy CT for the Evaluation of Cartilage Invasion by Laryngeal and Hypopharyngeal Squamous Cell Carcinoma［J］. AJNR Am J Neuroradiol. 2018，39（3）：524-531.

[16] NI X G，ZHANG Q Q，ZHU J Q，et al. Hypopharyngeal cancer associated with synchronous oesophageal cancer：risk factors and benefits of image-enhanced endoscopic screening［J］. J Laryngol Otol，2018，132（2）：154-161.

病例	年龄	性别	肿瘤主要部位	肿瘤病理	肿瘤分期		索引页码
病例 1	46 岁	男	梨状窝	鳞癌	T2N0M0	II	16
病例 2	59 岁	男	梨状窝	鳞癌	T3N1M0	III	20
病例 3	58 岁	男	梨状窝	鳞癌	T2N2M0	IV A	24
病例 4	52 岁	男	梨状窝	鳞癌	T3N0M0	III	27
病例 5	57 岁	男	梨状窝	鳞癌	T3N2bM0	IV A	31
病例 6	50 岁	男	梨状窝	鳞癌	T4aN2M0	IV A	35
病例 7	53 岁	男	梨状窝	鳞癌	T3N0M0	III	39
病例 8	63 岁	男	梨状窝	鳞癌	T2N2bM0	IV A	41
病例 9	50 岁	男	梨状窝	鳞癌	T3N2bM0	IV A	44
病例 10	50 岁	男	梨状窝	鳞癌	T1N2M0	IV A	47
病例 11	57 岁	男	梨状窝	鳞癌	T3N2bM0	IV A	50
病例 12	56 岁	男	梨状窝	鳞癌	T3N2bM0	IV A	54
病例 13	65 岁	男	梨状窝	鳞癌	T2N2bM0	IV A	57
病例 14	45 岁	男	梨状窝	鳞癌	T4aN2bM0	IV A	62
病例 15	67 岁	男	梨状窝	鳞癌	T4aN2bM0	IV A	66
病例 16	56 岁	男	梨状窝	鳞癌	T4aN2bM0	IV A	70
病例 17	61 岁	男	梨状窝	小细胞神经内分泌癌	T4aN2cM1	IV C	74
病例 18	53 岁	男	环后区	鳞癌	T2N0M0	II	78
病例 19	63 岁	男	咽后壁	鳞癌	T2N2M0	IV A	81
病例 20	49 岁	男	咽后壁	鳞癌	T4bN2bM0	IV B	85

缩略语	英文全称	中文全称
^{18}F-FDG	^{18}fluro-fluorodeoxyglucose	^{18}氟 - 氟代脱氧葡萄糖
ADC	apparent diffusion coefficient	表观弥散系数
CT	computed tomography	计算机体层摄影术
CR	complete response	完全缓解
DCE	dynamic contrast enhancement	动态增强扫描
DWI	diffusion-weighted imaging	弥散加权成像
ESD	endoscopic submucosal dissection	内镜黏膜下剥离术
FOV	field of view	视野
FRFSE	fast relaxation fast spin echo	快速恢复快速自旋回波
FSE	fast spin-echo	快速自旋回波
Gd-DTPA	gadolinium-DTPA	钆 - 二乙三胺五醋酸
MRI	magnetic resonance imaging	磁共振成像
MTV	metabolic tumor volume	肿瘤代谢体积
NEX	number of excitation	激发次数
PET	positron emission tomography	正电子发射体层摄影术
PR	partial response	部分缓解
ROI	region of interest	感兴趣区
STIR	short tau inversion recovery	短反转时间反转恢复
SUV	standard uptake value	标准摄取值
T_1WI	T_1-weighted imaging	T_1 加权像
T_2WI	T_2-weighted imaging	T_2 加权像
TE	time of echo	回波时间
TLG	total lesion glycolysis	病变的糖代谢总量
TOF	time of flight	飞行时间
TR	time of repetition	重复时间